MARIE–LAURE ANDRÉ

MEIN LEBEN IN BALANCE

SCHLUSS MIT ZUCKER

ENDLICH ZUCKERFREI GLÜCKLICH

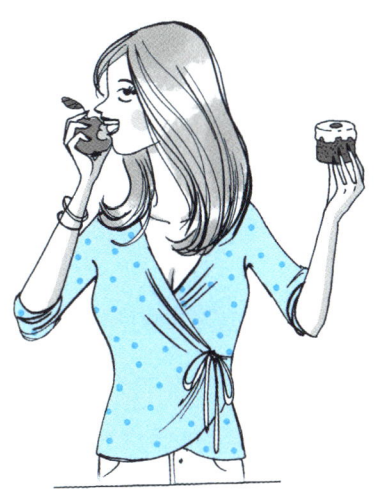

AUS DEM FRANZÖSISCHEN
VON ENRICO HEINEMANN

ILLUSTRATIONEN VON ISABELLE MAROGER
UND MADEMOISELLE ÈVE

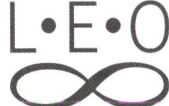

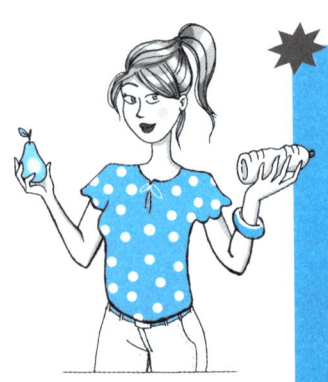

Inhalt

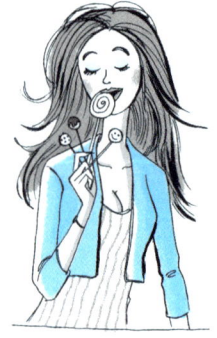

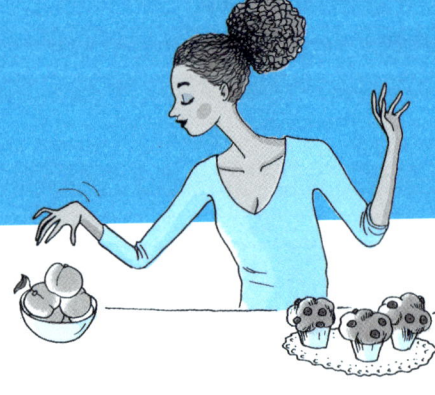

Zucker? Nein danke!

Sagen Sie nie »Nein«, wenn Sie Gebäck oder Schokolade angeboten bekommen? Haben Sie immer einen kleinen Vorrat gegen das Vormittagstief oder die Nachmittagsmüdigkeit in der Schublade? Schließen Sie jede Mahlzeit mit einem Dessert oder einem süßen Häppchen ab?

Was, wenn ich Ihnen nun sage, dass Sie zuckerabhängig sein könnten? »Ziemliche Übertreibung«, ist wahrscheinlich das Erste, was Ihnen in den Sinn kommt, aber denken Sie scharf nach: Wie geht es Ihnen, wenn Sie Ihre tägliche Dosis Zucker nicht bekommen? Sind Sie erschöpft? Schlecht gelaunt? Manchmal kurz davor, in die Luft zu gehen? Die Lust auf Zucker kommt nicht von ungefähr. Die Vorliebe für Süßes ist uns tatsächlich angeboren … Und wie die meisten von uns sind Sie vermutlich ganz früh »angefixt« worden! Wahrscheinlich gab es schon als Kind »Belohnungs-Bonbons« oder Lutscher, die über Wehwehchen hinwegtrösten sollten. Und fast immer verbinden wir positive Ereignisse mit Süßem – wer kann sich schon einen Geburtstag ohne Kuchen vorstellen? Oder den Sommer ohne ein leckeres Eis am See oder den Winter ohne eine Tasse Punsch, um sich aufzuwärmen? Süßes wird in jedem Alter zu jeder Jahreszeit genossen. Doch worin liegt das Problem? Darin, dass wir zu viel davon essen: Wir nehmen täglich zwischen 70 und 100 Gramm Zucker zu uns, häufig versteckt in Milchprodukten, Gebäck, Süßigkeiten oder Eiscreme, aber auch in Softdrinks, Ketchup und fast allen Fertiggerichten. Das ergibt 25 bis 36 Kilo Zucker pro Jahr! Und je mehr Zucker man isst, desto mehr Lust bekommt man leider darauf! Hinzu kommen noch die Getreideprodukte aus raffiniertem Weizenmehl, das die Industrie stark aufbereitet hat, damit es schön weiß wird. Brötchen, Baguette, Nudeln und Pizza – all das, was wir so gern zum Frühstück bzw. Mittag- und Abendessen verputzen, ist genauso schädlich wie der reine Zucker.

Höchste Zeit, dem Zucker das Stoppschild zu zeigen, denn ein Zuviel birgt alle möglichen Gesundheitsrisiken: Diabetes, Zahnkaries, Akne (zuweilen schwere!), Hyperaktivität oder, im Gegenteil, Erschöpfungszustände, Verdauungsstörungen etc. Nicht zu vergessen die Auswirkungen auf die Figur!

In diesem Buch finden Sie ein leicht umzusetzendes Zucker-Entzugsprogramm mit dem Sie Ihren Zuckerkonsum schrittweise und schmerzfrei zurückfahren können. In nur drei Wochen befreien Sie sich von schlechten Essgewohnheiten und bekommen Ihre Ernährung in den Griff. Die Belohnung? Sie fühlen sich fitter, aktiver, bekommen eine schöne Haut und eine straffere Figur. Vor allem verabschiedet sich die lästige Cellulite … Probieren Sie es aus – Sie können nur gewinnen!

Test:
Bin ich zuckersüchtig?

Wie stehen Sie zum Zucker? Greifen Sie zwanghaft zu Süßem oder sind Sie Genießerin? Schätzen Sie anhand des folgenden Tests ein, wie stark Sie von Zucker abhängig sind. Kreuzen Sie an, was am ehesten auf Sie zutrifft:

Ihr übliches Frühstück besteht aus …?
- ▲ Keksen oder Feingebäck.
- ● gesüßten Frühstücksflocken.
- ◆ Vollkornbrot mit Butter und/oder Käse.

Heißgetränke (Kaffee, Schwarz- oder Kräutertee) nehmen Sie …
- ▲ mit 2 Zuckerwürfeln, mindestens!
- ● höchstens mit 1 Würfel.
- ◆ ohne Zucker.

Sie trinken süße Getränke (Softdrinks, Fruchtnektar oder -sirup etc.) …
- ▲ jeden Tag.
- ● zwei- oder dreimal pro Woche.
- ◆ höchstens einmal pro Woche.

Ein Dessert ist für Sie …
- ▲ immer etwas Süßes, ein gesüßtes Milchprodukt, Eiscreme, ein Stück Torte oder Kuchen etc.
- ● ein Naturjoghurt oder -quark mit wenig Zucker.
- ◆ ein Stück Obst.

Am Nachmittag meldet sich der kleine Hunger:
- ▲ Sie haben immer Kekse in Ihrer Handtasche.
- ● Sie essen etwas Obst oder ein kleines Stück Schokolade … Damit ist es erledigt!
- ◆ Sie zücken Ihre Wasserflasche (und zügeln damit garantiert den Appetit).

Bei Tisch essen Sie gerne …
- ▲ Weiß- oder Toastbrot.
- ● ein gutes Landbrot.
- ◆ ein richtig dunkles Vollkornbrot.

Auf Zugreisen oder Autofahrten verpflegen Sie sich mit …
- ▲ einem Proviant an Süßigkeiten und Softdrinks.
- ● mit belegten Brötchen, die Sie im Bordrestaurant bzw. an der Tankstelle kaufen.
- ◆ mit einem leckeren gemischten Salat, den Sie mitgenommen haben.

Ihr Arbeitstag war besonders stressig. Wieder zu Hause …
- ▲ entspannen Sie sich bei einem dicken Stück Kuchen oder einer großen Portion Eis.
- ● gönnen Sie sich ein heißes Getränk und genießen ein Stück Schokolade.
- ◆ reagieren Sie sich mit Sport ab oder suchen bei einer Freundin oder einem Freund Trost.

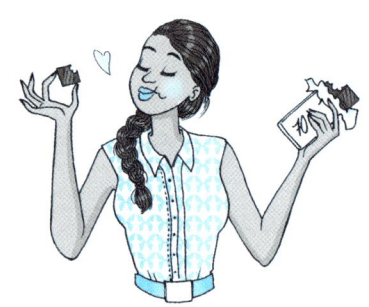

Es ist 20 Uhr. Kein Essen ist vorbereitet, und Sie sind zu müde, um sich an den Herd zu stellen:

▲ Sie suchen im Vorrats- und im Kühlschrank nach Süßem und verschlingen alles, was Sie finden.

● Sie bestellen eine Pizza und bereiten einen grünen Beilagensalat vor.

◆ Sie stellen aus Resten eine kleine ausgewogene Mahlzeit zusammen und beschließen diese mit Obst.

Sie sind bei Freunden zum Essen eingeladen. Zum Dessert gibt es nur einen einfachen Obstsalat:

▲ Sie sind völlig frustriert und hoffen wenigstens auf Schokoladenkekse zum Espresso.

● Sie sind leicht enttäuscht. Ein Stück leckerer Apfelkuchen wäre Ihnen lieber gewesen.

◆ Kein Problem. Hauptsache Sie verbringen eine gute Zeit mit Ihren Freunden. Das Essen ist eher nebensächlich!

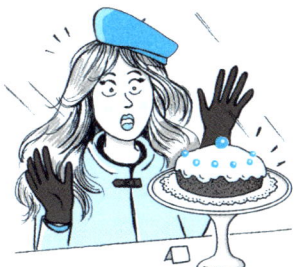

Zählen Sie zusammen!

▲	●	■

Sie haben am meisten ▲: *Der Zucker hat Sie schon sehr im Griff!*
Sie sind bis in die Zehenspitzen ein Leckermäulchen und entschädigen sich für jedes Ärgernis mit einer Süßigkeit. Nur keine Panik: Sie werden von dem vorgeschlagenen Programm so stark profitieren, dass sich Ihre Abhängigkeit von Süßem nach ein paar Wochen in Luft aufgelöst hat, seien Sie sicher. Auf Ihre gute Figur!

Sie haben am meisten ●: *Sie sind eine maßvolle Naschkatze!*
Sie lieben zwar Süßes, sind aber auch empfänglich für eine ausgewogene Ernährung und schränken bewusst Ihren Zuckerkonsum ein. Das nachfolgende Programm hilft Ihnen, neue Strategien zu entwickeln, um sich von der Gier nach Süßem endgültig zu befreien und Ihren Konsum an raffiniertem Zucker deutlich zu reduzieren – Ehrenwort einer Ernährungsberaterin!

Sie haben am meisten ◆: *Sie gehören eher zu den »Genießerinnen«!*
Bravo! Ihre Abhängigkeit von Zucker ist ziemlich schwach ausgeprägt. Gesüßte Nahrungsmittel sind für Sie nicht der ganz große Renner. Das Programm, das ich vorschlage, liegt auf einer Linie mit dem, was Sie bereits betreiben. Aber es zeigt Ihnen auch, wie Sie sich richtig und ausgewogen ernähren, um schlank, gesund und fit zu bleiben.

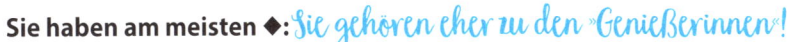

KAPITEL 1

Warum macht mich Zucker »süchtig«?

Wir konsumieren Zucker nicht erst seit gestern: In Form von Honig nimmt ihn der Mensch schon seit über 4000 Jahren zu sich. Verfahren zu seiner Raffination wurden allerdings erst deutlich später entwickelt. Mit Essgenuss verknüpft, ist er für viele von uns ein Synonym für Energie. Aber stimmt das überhaupt?

Zucker: Welche Rolle spielt er im Organismus?

> **Gut zu wissen:**
> Zucker versorgt den Körper mit Energie. (1 Gramm Zucker liefert 4 Kilokalorien.)

Manchmal hört man: »Zucker ist lebensnotwendig«. Und zu Recht: Er ist Brennstoff fürs Gehirn! Es gibt allerdings solchen und solchen Zucker: Die Zucker, die aus der Stärke von Getreideprodukten entstehen, und Zucker aus Früchten gehören tatsächlich zu einer ausgewogenen Ernährung. Andere, insbesondere Tafelzucker, haben dagegen abgesehen vom Genuss, den sie bereiten, keinerlei echten Nährwert!

Zucker weckt Lust auf Zucker!

Wie Sie vielleicht schon wissen, setzen sich unsere Lebensmittel aus verschiedenen Nährstoffen zusammen: Proteinen (Eiweiße), Lipiden (Fette) und Kohlenhydraten (Zucker). Sie werden mithilfe von Enzymen verdaut und dann als Energie, gemessen in Kilokalorien (kcal), wieder freigesetzt.
Doch was genau passiert nun mit den Kohlenhydraten im Körper? Sobald sie im Magen angekommen sind, werden sie von Verdauungsenzymen in Glukosemoleküle (Traubenzucker) zerlegt und vom Dünndarm aufgenommen. Von dort gelangen sie ins Blut, worauf der Blutzuckerspiegel, also der Zuckeranteil im Blut, ansteigt.
Daraufhin produziert die Bauchspeicheldrüse Insulin, ein Hormon mit der Aufgabe, diesen Spiegel wieder auf das Normalmaß von ca. 1 Gramm pro Liter (g/l) abzusenken. Ohne Insulin könnten unsere Körperzellen die Glukose nicht aufnehmen. Diese dient als »Brennstoff« für die Muskeln oder wird in der Leber abgelagert. Der Blutzuckerspiegel sinkt langsam wieder auf sein normales Niveau ab.
Der Haken besteht darin, dass sich manche Kohlenhydrate auf den Blutzuckerspiegel verheerend auswirken: So lassen ihn zum Bespiel Tafelzucker, Reis oder Weißbrot unverhältnismäßig stark ansteigen. Man spricht davon, dass diese Nahrungsmittel

> **Gut zu wissen:**
> Glukose ist lebenswichtig, nicht aber Haushaltszucker!

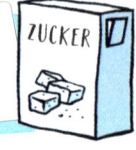

einen »hohen glykämischen Index« (Glyx) haben. Andere kohlenhydrathaltige Lebensmittel dagegen wie Linsen oder rote Beeren treiben ihn kaum in die Höhe. Sie haben einen »niedrigen glykämischen Index«.

Problematisch wird die Sache, weil der Blutzuckerspiegel nach dem Insulinschub, den Nahrungsmittel mit hohem Glyx auslösen, wieder drastisch abfällt. Die Folge: Eine heftige Gier nach Süßem stellt sich ein. Dieser Heißhunger ist erst wieder gestillt, wenn man eine halbe Schachtel Kekse oder eine Tafel Schokolade verschlungen hat … Deshalb heißt es, dass Zucker suchtähnliche Reaktionen auslöst: Je mehr Zucker man isst, desto größer wird das Verlangen danach.

Kurzlebige Energie …

Lebensmittel mit hohem Glyx geben schnelle Energie: Der Körper verdaut die Kohlenhydrate rasch und sie gelangen dementsprechend schnell ins Blut. Daher fühlen Sie sich erst einmal energiegeladen und in Bestform. Doch der Blutzuckerspiegel sinkt rasch wieder ab, worauf sich plötzliche Müdigkeit einstellt, gegen die Ihnen dann scheinbar wieder nur die nächste Portion Süßes hilft.

…, bei der man Fett ansetzt

Das Insulin, das nach der Aufnahme von Kohlenhydraten ausgestoßen wird, dient auch zum Aufbau von Fettreserven. Je mehr Süßes man isst, desto mehr Insulin produziert die Bauchspeicheldrüse und desto mehr Fett wird abgelagert … So einfach ist das.

Muss ich auf jede Art Zucker verzichten?

Natürlich nicht! Zucker (und allgemein Kohlenhydrate) liefern Energie, die der Organismus unbedingt braucht. Es geht vielmehr darum, die Art der Zuckeraufnahme zu regeln. Das Ziel besteht darin, den »zugesetzten« Zucker stark zu reduzieren oder – für die Tapferen – auf null zurückzufahren.

Dieser Zucker ist in Keksen, Softdrinks und in jeder Art Süßkram im Übermaß enthalten. Und allgemein überschwemmen uns auch sämtliche Stärkelieferanten mit einem besonders hohen glykämischen Index mit

Ich esse Nahrungsmittel mit hohem Glyx → Mein Blutzuckerspiegel steigt → Meine Bauchspeicheldrüse produziert Insulin → Mein Blutzuckerspiegel sinkt (zu rasch!) → Ich habe ein starkes Verlangen nach Süßem

Zucker: Getreideprodukte aus raffiniertem Mehl wie Weißbrot oder weißer Reis. Sie wecken die Gier nach mehr. Deswegen sollte auch mit ihnen gründlich aufgeräumt werden: Sie wirken auf den Blutzuckerspiegel ebenso verheerend wie Haushaltszucker!

Kleines ABC der verschiedenen Zucker

Saccharose, Laktose, Fruktose … Blicken Sie bei diesen ganzen »Osen« noch durch? Mit folgenden einfachen Definitionen geht Ihnen ein Licht auf. Sie werden Expertin in Sachen Zucker.

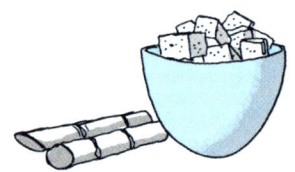

Blutzuckerspiegel: Der Anteil von Zucker (Glukose) im Blut. Ein normal hoher Spiegel liegt bei 1 Gramm pro 1 Liter.

Dextrose: Schlicht ein anderer Name für Glukose.

Fruktose: Zucker, der vor allem in Obst enthalten ist. Vorsicht: Im Übermaß genossen, hat er die Neigung, sich in ärgerliches Fett zu verwandeln.

Galaktose: »Schleimzucker«, der vor allem in Milch vorkommt.

Glukose: Im Blut enthaltener Einfachzucker, der bei der Verdauung von Zwei- oder Mehrfachzuckern (Saccharose, Stärke etc.) entsteht. Glukose ist aber auch in Obst und Gemüse enthalten.

Glykämischer Index: ein Maß für die Fähigkeit eines Lebensmittels, den Blutzuckerspiegel zu erhöhen.

Kohlenhydrate: Ein allgemeiner Name für alle Zucker. Zu den Kohlenhydraten gehören Stärke, Glukose, Fruktose …

Laktose: Milchzucker (der überhaupt nicht süß schmeckt!), zusammengesetzt aus Galaktose und Glukose.

Raffinierter Zucker: Kristallzucker oder Haushaltszucker aus Zuckerrübe, Zuckerrohr oder Zuckerpalme, der industriell aufbereitet und gereinigt ist. Sämtliche wertvollen Nährstoffe sind entzogen. (Entsprechendes gilt für Weißmehl, dessen Stärke ebenfalls aus Zuckermolekülen besteht.)

Stärke: Kohlenhydrate, die sich wie eine Perlenkette aus zahlreichen Glukosemolekülen zusammensetzen. Stärke ist in Getreiden enthalten.

Süßungsmittel: Produkte oder Substanzen mit süßem Geschmack. Während Saccharin zu den synthetischen Süßstoffen zählt, ist Zucker ein natürliches Süßungsmittel, zumindest nach offizieller Definition.

Zellulose: In Pflanzenfasern enthaltene Kohlenhydrate.

Zugesetzter Zucker: Süßungsmittel (aus Rüben, Zuckerrohr, Melasse etc.), das die Industrie gewöhnlich in raffinierter Form viel zu vielen Lebensmittelprodukten zugibt. Solche Zucker können Sie getrost vergessen!

Zucker und der Mensch: eine lange Geschichte

Die Liebe zum Süßgeschmack ist angeboren: Alle Babys nehmen Süßes an, während sie sauer oder bitter schmeckende Nahrung zurückweisen. Auch wenn sie nicht sagen können, was ihnen schmeckt oder nicht, spricht ihr Gesichtsausdruck Bände. Zucker zu essen, folgt fast schon einem natürlichen Antrieb!

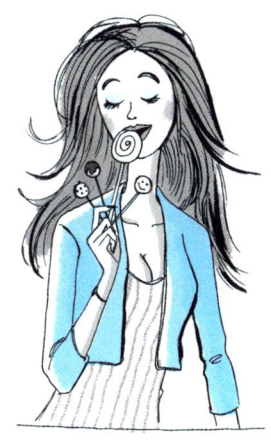

Süßes belohnt

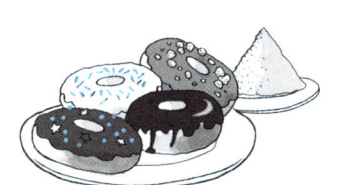

Zucker muss oft als Belohnung herhalten, weil er uns schmeckt. Und das ist erwiesen: Wenn wir Süßes schmecken, werden im Gehirn die berühmten Glückshormone Serotonin und Dopamin ausgeschüttet. Zucker macht tatsächlich – zumindest kurzfristig – glücklich!

Süßes zum Trost

Gerne entschädigen wir uns – wieder wegen des Zusammenhangs zwischen Zucker und den Glückshormonen – mit Süßkram, wenn wir im Alltag Ärger, Stress oder Sorgen haben. Ein paar Kekse oder Schokoladenstückchen lassen den Dopaminspiegel ansteigen, schon geht es uns besser … Leider bleiben die Probleme.

Zucker: eine legale Droge?

Nach einer Lexikondefinition ist eine Droge eine »natürliche oder synthetische psychotrope Substanz, die ein angenehmes Gefühl und damit das Verlangen erzeugt, mehr von ihr zu konsumieren«. Auch wenn Ihnen der Vergleich mit einer Droge leicht übertrieben erscheint, weil Zucker keine Rauschzustände auslöst, hat die Lust auf Süßes dennoch etwas von einer Sucht. Zucker verschafft nicht nur ein sofortiges Glücksgefühl. Er sorgt zuweilen auch dafür, dass man nachts noch zur Tankstelle fährt oder sich heimlich über den Vorratsschatz des Partners hermacht oder noch den letzten Keks aus der 250-Gramm-Packung verdrückt, obwohl einem schon nach der Hälfte flau im Magen wurde – Kontrollverlust pur!

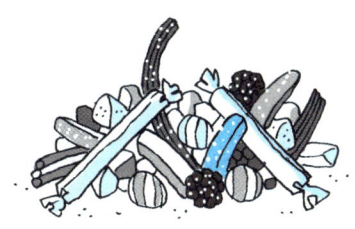

Kaum zu glauben, oder? Laut bestimmter Studien an Mäusen und Ratten soll Zucker sogar stärker abhängig machen als Kokain!

Ich berechne meinen Konsum an zugesetztem Zucker

Sie kennen jetzt Ihr Verhältnis zum Zucker (zuckerabhängig, Naschkatze oder einfache Genießerin). Im Folgenden können Sie Ihren Verbrauch an zugesetztem Zucker berechnen und sich ihn vor allem bildlich in Form von Zuckerwürfeln vorstellen. Dann wird er richtig deutlich.

> Wenn Sie manche Nahrungsmittel nicht täglich zu sich nehmen, bilden Sie einen Durchschnitt

Lebensmittel	Menge an zugesetztem Zucker	Anzahl der konsumierten Einheiten	Gesamtmenge
Trockene Kekse (2 = 20 g)	7 g		
Bonbons oder Karamellen (pro Einheit)	5 g		
Butterkuchen (1 Stück = 50 g)	15 g		
Frühstücksflocken (40 g)	12 g		
Schokolade (1 Stück = 10 g)	5 g		
Kompott	8 g		
Konfitüre (1 EL)	8 g		
Eis oder Sorbet (2 Kugeln)	15 g		
Fruchtnektar (1 Glas à 200 ml)	8 g		
Milchprodukt mit Zucker: Joghurt, Flan, Cremedessert etc.	10 g		
Honig (1 TL)	5 g		
Croissant	8 g		
Nuss-Nougat-Creme (1 TL)	5 g		
Torten/Kuchen (1 Stück)	20 g		
Schokoriegel (ca. 50 g)	20 g		
Limonade (1 Glas = 200 ml)	20 g		
1 Zuckerwürfel	5 g		
Puderzucker (1 TL)	5 g		
Saft aus Sirup (1 Glas = 200 ml)	10 g		

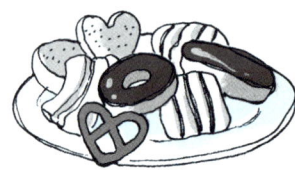

Gut zu wissen:
Die Weltgesundheitsorganisation WHO aktualisiert ihre Empfehlungen zum Konsum von zugesetztem Zucker. Galt bislang ein Anteil von höchstens 10 Prozent des täglichen Energiebedarfs (50 Gramm/Tag), so möchte die WHO diesen Wert auf 5 Prozent, also höchstens 25 Gramm/Tag absenken – die neuen Richtlinien sollen helfen, die weltweite Übergewichtsepidemie und die damit verbundenen Risiken für Krankheiten wie Diabetes und Herz-Kreislauf-Leiden zu stoppen.

Zucker reduzieren: Was bringt mir das?

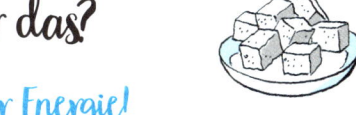

Weniger Pfunde ...

Als erster sichtbarer Vorteil verlieren Sie Gewicht, insbesondere wenn Sie vom Zucker
ernsthaft abhängig sind. Rechnen Sie selbst
nach: **1 Gramm Zucker hat 4 kcal.** Eine
einfache Rechnung: Weniger zugesetzter
Zucker = weniger Kalorien! Selbst wenn Sie
»nur« **50 Gramm Zucker täglich** zu sich
nehmen, sind das **200 kcal,** eine durchaus
erhebliche Menge.
Wenn Sie Cellulite haben, gute Nachricht:
Zucker zu reduzieren kann die Orangen-
haut an den Schenkeln und am Po erkennbar glätten, vor allem, wenn Sie auch noch
körperlich aktiv werden.
Vergessen Sie nicht: Der Konsum von Zuckern mit hohem Glyx führt zu einer starken Insulinausschüttung. Mithilfe von Insulin speichert der Organismus überschüssige Energie in Form von Fett, insbesondere
in Form von Fetteinlagerungen direkt unter
der Haut. Um die unschönen Dellen loszuwerden und die Figur zu halten, fahren Sie
den Zucker am besten auf ein Minimum zurück und bewegen sich!

Mehr Energie!

Man kann es nicht oft genug sagen: Kohlenhydrate mit hohem Glyx (Produkte mit
Zuckerzusatz oder raffinierte Getreideprodukte) schenken nur für kurze Zeit Energie.
Das nach dem Verzehr ausgeschüttete Insulin senkt den Blutzuckerspiegel zu rasch
und macht Sie unweigerlich erneut schlapp.
Greifen Sie lieber zu Kohlenhydraten mit
niedrigem Glyx, die für einen langsameren
und insgesamt geringeren Anstieg des
Blutzuckerspiegels sorgen. Das hat den

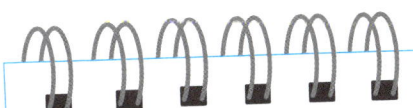

Vorteil, dass der Körper weniger Insulin produziert, Sie länger satt bleiben und im Alltag mehr Energie haben.

Bye-bye Karies!

Dass Zucker den Zahnschmelz mit Säure angreift, ist wohlbekannt. Je mehr Süßes Sie essen, desto mehr leiden Ihre Zähne unter den Angriffen. Sie werden brüchig und kariös. Mithilfe von Zahnputzkaugummi und Zähneputzen nach dem Süßigkeitenkonsum können Sie zwar einiges auffangen, aber wer macht das schon ständig?

Das Diabetesrisiko senken

Wenn Sie übermäßig viele Lebensmittel mit hohem Glyx konsumieren (Weißbrot, Limonaden, raffinierte Getreideprodukte …), ist Ihre Bauchspeicheldrüse gefordert, entsprechend viel Insulin zu produzieren, um den Blutzuckerspiegel bei 1 Gramm/1 Liter zu halten. Bei erblicher Vorbelastung verschleißt sie sich im Laufe der Jahre: Sie schüttet weniger Insulin aus, das auch noch schlechter wirkt, vor allem, wenn Sie Fettpölsterchen um die Hüften haben!

Herz ist Trumpf!

Zwischen einem übermäßigen Konsum an Lebensmitteln mit hohem Glyx und Herzerkrankungen besteht ein enger Zusammenhang. Zu viel »schnelle« Zucker lagern sich als Fett ab, gegen das das Herz aufbegehrt, vor allem gegen das um die inneren Organe. Sie wissen schon: das innere Bauchfett des »Apfeltyps« … Im Übrigen fördern manche Zucker, insbesondere Fruktose, eine Hyperglykämie, also einen krankhaft erhöhten Blutzuckerspiegel, der nachweislich das Risiko für Herzerkrankungen stei-

gen lässt. Lernen Sie besser rechtzeitig, beim Zucker wählerisch zu sein!

Eine verbesserte Verdauung

Haben Sie oft einen Blähbauch? Ist Ihre Verdauung eher launisch, mal träge und mal das komplette Gegenteil? Diese Symptome lassen sich deutlich lindern, wenn Sie auch darauf achten, welche Art Kohlenhydrate Sie zu sich nehmen. Wenn Sie Gemüse und Vollkorn- anstatt raffinierte Getreideprodukte essen, nehmen Sie mehr Ballaststoffe, Magnesium und Spurenelemente zu sich … Ihr Darm kann sich wieder entspannen … und Sie sich auch.

Eine schöne Haut

Träumen Sie von einer glatten Haut ohne Pickel? Die Lösung liegt in Reichweite: Schuld sind nicht Butter oder Schokolade, sondern einmal mehr das Insulin. In hohen Mengen ausgeschüttet, erhöht es die Produktion von Hauttalg, der zu Akne führt. Essen Sie gesünder, meiden Sie gezuckerte Nahrung und zu stark aufbereitetes Getreide – dann kehrt die Babyhaut zurück!

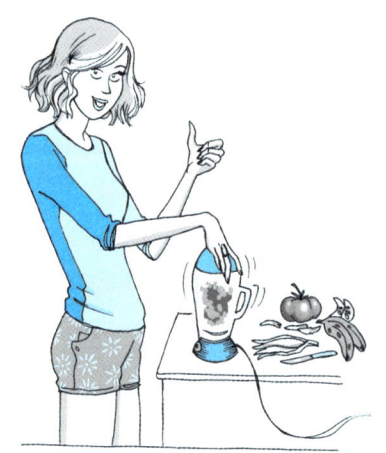

Die Top Ten der Nahrungsmittel mit dem höchsten Gehalt an zugesetztem Zucker

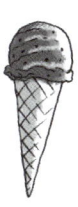

Welche Lebensmittel enthalten am meisten zugesetzten Zucker? Im Folgenden die Top Ten, eine echte schwarze Liste von Produkten, die Sie zukünftig meiden sollten!

✔ **Auf Platz 10 liegen Limonaden.** Ein Glas enthält über 20 Gramm Zucker. Bleiben Sie also standhaft: Eine kleine Flasche entspricht 7 Zuckerwürfeln!

✔ **Auf Platz 9: Eiscreme.** Sie enthält rund 25 Prozent Zucker, weil Zucker in eiskalten Lebensmitteln weniger süß schmeckt.

✔ **Auf Platz 8: Kekse und Konditoreiware.** Mit Schokolade, Vanillecreme, Puderzucker … die Naschkatzen kommen auf ihre Kosten! Aber mit 25 bis 30 Prozent an zugesetztem Zucker ist jeder Genuss ein Exzess!

✔ **Auf Platz 7: Frühstücksflocken!** Jawohl. Häufig wird vergessen, dass Frühstücksflocken voller Zucker sind! Urteilen Sie selbst: Der Anteil beträgt bis zu 30 Prozent.

✔ **Auf Platz 6: Müsliriegel** (35 bis 40 Prozent Zucker). Bei diesem Anteil müssten sie doch eigentlich »Zuckerriegel« heißen, oder?

✔ **Auf Platz 5: Schokoriegel** (40 bis 50 Prozent Zucker). Mit Karamell oder Schokolade … Nicht nur Kinder sind genauso scharf darauf wie die Kariesbakterien, die uns die Zähne ruinieren.

✔ **Auf Platz 4: Lebkuchen** (40 Prozent Zucker). Der Ausdruck »Zuckerkuchen« wäre angebrachter!

✔ **Auf dem Treppchen Platz 3: Schokolade** unter 70 Prozent Kakaoanteil, *der* Star unter den Leckereien für Groß und Klein! Schokolade enthält je nach den Rezepten, von denen es Hunderte gibt, 35 bis 50 Prozent Zucker. Das erklärt die allgemeine Begeisterung für diese Süßigkeit.

✔ **Die Kronprinzessin unter den Zuckerbomben: die Konfitüre.** Ihr Zuckergehalt liegt bei rund 50 Prozent. So viel braucht es auch, um die enthaltenen Früchte zu konservieren.

✔ **Und Sieger auf dem 1. Platz ist … natürlich das Bonbon!** Mit über 80 Prozent ist Zucker seine allerwichtigste Zutat! (Am Rande bemerkt: Der Rest ist kaum appetitlicher – er besteht aus Zitronensäure, Aromen, Farbstoffen …)

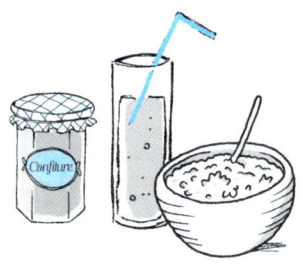

Die Rolle von Zucker in industriellen Nahrungsmitteln

Falls Sie glauben, Sie müssten zur »Entwöhnung« nur Ihren Vorrat an Süßigkeiten auflösen, täuschen Sie sich leider: 80 Prozent des Zuckers, den wir aufnehmen, stammt aus Lebensmitteln, die wir im Handel kaufen! Dass Zucker in Eiscreme und Gebäck enthalten ist, leuchtet jedem ein, aber was hat er in Fertiggerichten und Wurstwaren zu suchen?

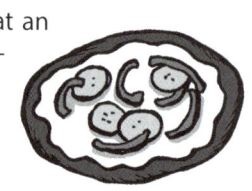

Zucker bringt Geschmack!

Als wichtigste Aufgabe soll Zucker natürlich süßen. Und erwiesen ist: Sehr viele Verbraucher greifen deutlich lieber zu gesüßten als zu ungesüßten Lebensmitteln.

Zucker gibt Schmelz und macht knusprig

Lesen Sie die Liste der Inhaltsstoffe von Schinken, Wurst, aber auch industriell hergestellter Pizza oder anderen Fertiggerichten durch: Überall ist Zucker drin! Und mit Grund: Er ist ein wertvoller Verbündeter der Industrie: Er mindert den Säuregehalt (Tomatensoße, Pizza), macht lockerer (Toastbrot) oder auch knuspriger (Frühstücksflocken) …

Leckere appetitliche Farben

Zucker verbessert auch die Farbe von Produkten. In Gebäck fördert er chemische Reaktionen, die ein knuspriges Braun auf die Kruste zaubern. Ohne Zuckerzusatz sähen Produkte folglich weniger appetitlich aus! In Verbindung mit Nitriten verleiht er dem Schinken seine ansprechende (aber hochchemisch erzeugte) rosa Farbe, die uns so sehr anmacht.

Ein gesüßtes Produkt ist länger haltbar

In eingemachtem Obst oder in Konfitüren konserviert Zucker die Früchte für Monate, ja für Jahre.

Fertiggerichte enthalten geringere Mengen an Zucker als Kekse oder andere gesüßte Produkte. Aber isst man sie regelmäßig, kommt beim Gesamtkonsum an Zucker ordentlich was zusammen! Mal abgesehen davon, dass sie kaum noch Nährstoffe, dafür meist umso mehr Geschmacksverstärker enthalten …

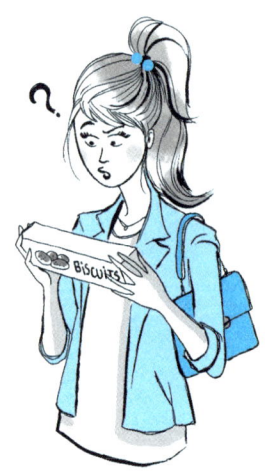

Zuckersorten genauer betrachtet

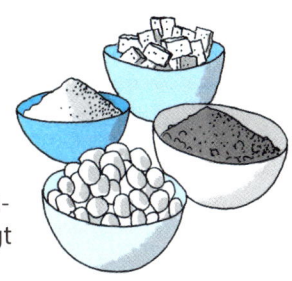

Sie haben es bemerkt: Die Palette an Zuckersorten, die im Supermarktregal stehen, ist in den letzten Jahren deutlich größer geworden: Rohzucker, Rohrzucker, Agavensirup, Glukosesirup, Kokosblütenzucker, Fruktose in Kristallform … Welche sollte man unbedingt meiden? Und darf man andere zu sich nehmen?

Weißer Zucker: ein Kunstprodukt

Neben den neuen Zuckersorten sieht der gute alte Haushaltszucker inzwischen alt aus … Im Übrigen ist sein Glyx (65) viel zu hoch. Durch seine industrielle Aufbereitung (Raffination) hat er seinen gesamten Nährwert verloren. Stellen Sie ihn getrost in den Schrank zurück!

Fruktose: ein falscher Freund

Man könnte meinen, Fruktose (im Handel z. B. als konzentriertes Pulver erhältlich) sei der bessere Zucker: Aus Obst oder Honig gewonnen, hat er einen niedrigen Glyx (20). Was kann es Natürlicheres geben! Stimmt schon irgendwie, aber es gibt hier ein »Aber«. Im Übermaß genossen, lagert sich Fruktose als inneres Bauchfett ab – und erhöht somit das Risiko für Diabetes und Herzerkrankungen. Sie ist also kein idealer Ersatz für Haushaltszucker.

Die »natürlichen« Zucker

Honig, Kokosblütenzucker, Agavensirup, Ahornsirup, Reissirup, Stevia (ein natürlich süßer Pflanzenextrakt)…, alles Süßungsmittel, die heute immer beliebter werden. Leider bleibt Zucker eben Zucker! Selbst wenn diese Stoffe einen niedrigen Glyx haben, registriert das Gehirn ihren süßen Geschmack und schüttet Dopamin aus:

Das Belohnungszentrum wird aktiviert: Damit werden Sie sich vom Süßgeschmack nicht entwöhnen.

Die raffinierten Getreide

Solche Stärkelieferanten haben industrielle Verfahren durchlaufen, bei denen ein besonders weißes Mehl entsteht, ohne Ballaststoffe, Vitamine und alle anderen Nährstoffe, die für die Gesundheit wichtig sind. Weißer Reis, fluffige Frühstücksflocken oder Toastbrot bestehen fast nur aus Kohlenhydraten mit hohem Glyx – und haben eine ebenso verheerende Wirkung wie zugesetzter Zucker!

Ziel: Null Zucker?

Zunächst geht es darum, Sie vom Zuckergeschmack zu entwöhnen. Dazu müssen Sie eine Weile auf jede Art zugesetzten Zucker, ob raffiniert oder natürlich, verzichten. Das klingt hart, doch schon nach kürzester Zeit hat sich der Körper daran gewöhnt. Und wenn Sie Ihr Ziel beim Entzug erreicht haben, können Sie Zucker wieder in kleinen Dosen zu sich nehmen – allerdings mit sorgfältiger Auswahl (siehe Seite 72).

Und was ist mit Obst?

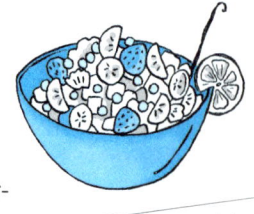

Früchte sind frisch, saftig, leicht und reich an Vitaminen ... Warum sollten sie ein Problem darstellen? Weil sie Fruktose enthalten! Einmal aufgenommen, gelangen diese Kohlenhydrate in die Leber, wo sie verstoffwechselt werden. Dann wird es kritisch: Fruktose wird in Glukose und anschließend in Fettsäuren verwandelt. **Im Übermaß vorhanden,** erhöhen Letztere den Spiegel an Triglyceriden im Blut und damit das Risiko für Herz-Kreislauf-Erkrankungen. Fett lagert sich in den Gefäßen und an inneren Organen ab – mit verheerenden Folgen für die Gesundheit.

Eine gute Orientierung für die Linie: nur zwei bis drei Portionen Obst am Tag! Mehr sollte es nicht sein, so viel darf es aber auch sein! In meinem Zucker-Entwöhnungsprogramm müssen Sie also nicht darauf verzichten.

Der Glyx und der Fruktosegehalt einiger Früchte

Früchte	Fruktosegehalt	Glyx
Rosinen	32 %	65
Datteln	25 %	55
getrocknete Feigen	24 %	50
Pflaumen	9 %	40
Trauben	7 %	45
Äpfel	6 %	35
Kirschen	6 %	25
Kiwi	5 %	45
Pfirsiche	4 %	35

Gut zu wissen:
Trockenfrüchte (Datteln, Rosinen etc.) haben einen höheren Fruktosegehalt als frisches Obst, weil sie weniger Wasser enthalten: Der Zucker liegt konzentriert vor. Essen Sie sie daher dem höheren Gehalt entsprechend weniger davon (siehe unten).

Was ist eine Portion Obst?
1 Portion Obst
= 1 Apfel oder 1 Birne oder 1 Orange oder 1 Nektarine
= 2 große Aprikosen oder 2 Kiwis oder 2 Klementinen oder 2 Feigen
  (frisch oder getrocknet)
= 3 Pflaumen oder 3 getrocknete Aprikosen oder 3 Zwetschgen oder 3 Datteln
= 1 Schälchen Erdbeeren oder Kirschen oder Himbeeren etc.
= ¼ Ananas oder Honigmelone
= ½ Mango oder Grapefruit
= 1 Scheibe Wassermelone
= 1 Portion Fruchtkompott ohne zugefügten Zucker

5 Vorurteile über Zucker, die ich schnell über Bord werfe!

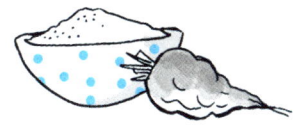

Zucker ist lebensnotwendig

Falsch! Erinnern Sie sich: Es ist die Glukose, die unsere Körperzellen ernährt und die so dringend gebraucht wird. Dieser wertvolle Einfachzucker wird bei der Verdauung von Getreide, Obst, Gemüse und anderem freigesetzt. Glukose fehlt also nie, keine Sorge!

Rohzucker oder brauner Zucker ist gesünder

Falsch! Rohzucker enthält zwar einige Mineralien, aber nicht in nennenswerten Mengen! Ob weiß oder braun ist letztlich eine Frage des Geschmacks, nichts weiter!

Zucker aus Obst zählt nicht

Falsch! Vor allem dann, wenn Sie die Früchte als Saft zu sich nehmen. Zucker aus Obst geht sehr schnell ins Blut und hat keinen Sättigungseffekt. Überlegen Sie: Was nehmen Sie zu sich, wenn Sie zwischendurch Hunger bekommen? Einen Apfel oder ein Glas Apfelsaft? Alles klar, oder?

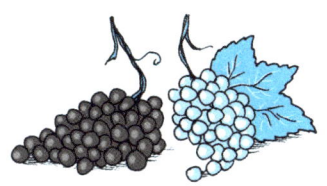

In Milch ist kein Zucker

Falsch! Milch und Milchprodukte enthalten Laktose. Obwohl sie einen niedrigen Glyx haben, wird viel Insulin ausgeschüttet: Sie haben einen sogenannten »hohen Insulin-Index«. Eine Ausnahme sind gereifte Käse, weil die Molke entzogen ist, jene Flüssigkeit, die auf Joghurts und Quark schwimmt. Die Molke ist für den hohen Index verantwortlich. Milchprodukte sind nicht unsere besten Freunde, zumindest nicht alle!

Es geht nicht darum, auf Milchprodukte ganz zu verzichten, sondern sie maßvoll zu genießen! Kalziummangel müssen Sie nicht befürchten. Das Mineral ist in ausreichenden Mengen in anderen Lebensmitteln enthalten und wird vom Organismus genauso gut aufgenommen.

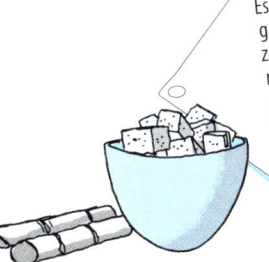

Ohne Zucker kein Genuss!

Falsch! Das mögen Sie heute denken, aber Ihre Meinung wird sich bis in einigen Wochen ändern. Zucker und raffinierte Getreide zu reduzieren, heißt nicht, auf Leckeres zu verzichten. Sie lernen schlicht, natürliche Lebensmittel zu genießen. Zu stark Gesüßtes wird Sie bald gar nicht mehr verlocken können!

Süßstoffe unter der Lupe: Was taugen sie?

Sicher haben Sie schon einmal daran gedacht, Zucker einfach durch einen Süßstoff zu ersetzen? Zucker-ersatzstoffe enthalten weder Zucker noch Kalorien, schmecken aber intensiv süß. Wenn das nicht die Lösung ist! Leider nein. Verabschieden Sie sich von dieser Vorstellung, und zwar aus zwei Gründen:

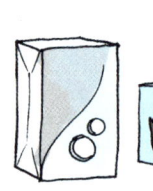
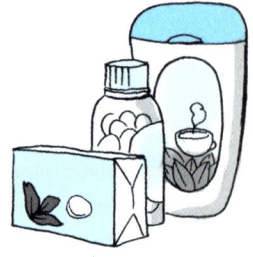

Falscher Zucker, falsche Versprechen

Wenn Sie ein Nahrungsmittel mit Süßstoff genießen (Joghurt, ein Getränk, Kompott etc.) registriert Ihr Gehirn den süßen Ge-schmack, nicht aber den Zucker und die Kalorien, die mit diesem normalerweise assoziiert sind! Dann verlangt es, was ihm zusteht. Das Ergebnis ist Heißhunger auf Süßes … Diesen kontraproduktiven Effekt zeigen mehrere Studien: Wer zu Süßstoff greift, holt sich die eingesparten Kalorien in den darauffolgenden Stunden. Kennen Sie das Hungergefühl, nachdem Sie ein *Light*-Getränk getrunken haben? Nun wis-sen Sie, woher das kommt!

Wenig Kalorien … aber viel Chemie

Es ist keineswegs übertrieben: Süßstoffe enthalten Substanzen, die in Verdacht ste-hen, Allergien und sogar Krebs auszulö-sen … Man lässt also besser die Finger davon.

> Das ist erwiesen: Obwohl Süßstoffe keine Kalorien enthalten, haben sie im Kampf gegen Übergewicht keinen Nutzen. Sie helfen definitiv nicht beim Abnehmen.

Und Stevia?

Wenn Sie Stevia im Rohzustand (also mit grau-grüner Farbe) verwenden, warum nicht? Aber das im Handel erhältliche weiße Pulver, das aus der Pflanze stammt, ist ein minderwertiger Ersatzstoff.
Letztlich gibt es zum Zucker keine gute Al-ternative. Alles dreht sich darum, dass Sie sich vom Süßgeschmack entwöhnen, an-statt Ihre Vorliebe für Süßes mit Ersatzstof-fen weiter zu pflegen, bei denen nicht klar ist, welche Folgen sie für Ihre Gesundheit haben.

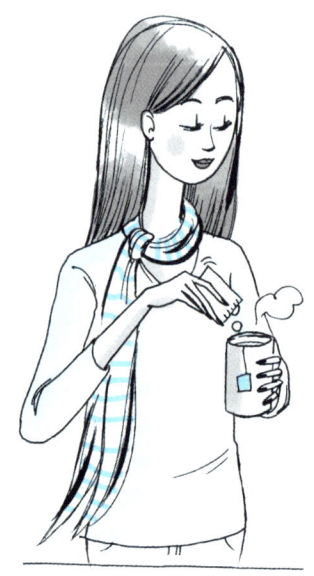

Wie Glyx und Qualität von Kohlenhydraten zusammenhängen

Gut zu wissen:
Die Einteilung in schnelle und langsame Zucker ist inzwischen überholt. Heute gibt der glykämische Index die Wirkung der jeweiligen Kohlenhydrate auf den Blutzuckerspiegel an – und damit deren Qualität.

Sie wollen Ihren Konsum an zugesetztem Zucker reduzieren (oder auf null herunterfahren)? Bravo! Das reicht aber leider nicht aus. Erinnern Sie sich: Manche Lebensmittel wie Kartoffeln oder Reis haben einen höheren glykämischen Index als Zucker. Wenn Sie zum Beispiel Pommes frites oder Kartoffelpüree essen, kommt der Teufelskreis genauso in Gang wie bei Keks und Schokolade: Blutzuckerspiegel steigt, Insulinspiegel steigt, Blutzuckerspiegel sackt ab: Und schon haben Sie wieder Hunger! Deshalb stellt sich häufig spätestens um 16 Uhr Heißhunger ein. Dasselbe gilt, wenn Sie zum Frühstück ausschließlich Weißmehlprodukte und Obst gegessen haben. Dann knurrt der Magen gegen 11 Uhr und Sie durchwühlen alle Vorratsschränke nach einem leckeren Snack.

Um den Teufelskreis zu durchbrechen und endlich wieder zu Ihrer Traumfigur zu gelangen, ist es wichtig, hauptsächlich auf Lebensmittel mit einem Glyx unter 50 (siehe folgende Tabelle) zu setzen: Mit ihnen vermeiden Sie Schwankungen des Blutzuckerspiegels und damit einhergehende Hungerattacken. Denn: Zucker verlangt immer nach mehr Zucker!

Checkliste mit Tricks, um den Glyx meiner Mahlzeiten zu drücken

✔ Ich koche meine Nudeln kürzer (sodass sie »al dente« wie beim Italiener sind!).
✔ Ich beginne Mahlzeiten mit Rohkost: Deren Ballaststoffe senken den Glyx des Essens insgesamt, machen schon recht gut satt und beugen zudem Darmträgheit vor …
✔ Ich ziehe Vollkornprodukte (bei Reis, Nudeln etc.) vor, die mehr Ballaststoffe und Mineralien enthalten als die allzu stark aufbereiteten normalen Produkte.
✔ Ich greife viel öfter zu »Hülsenfrüchten«: Linsen, Kichererbsen, Buschbohnen etc. Sie sind reich an Nährstoffen und haben einen extraniedrigen Glyx.
✔ Ich kaufe Vollkornbrot aus Sauerteig: Es hat einen unnachahmlichen Geschmack und hält deutlich länger vor als helleres Brot.
✔ Eine private Einladung ist angesagt, bei der mich ein Essen mit hohem Glyx erwartet? Vor dem Essen trinke ich ein Glas Wasser mit einem Schuss Zitronensaft: Mit dem lässt sich dessen Glyx um rund 25 Prozent absenken.
✔ Kleiner Hunger? Ich knabbere ein paar Mandeln: Bei einem ziemlich niedrigen Glyx haben sie einen hohen Sättigungseffekt. Außerdem ist kein zugesetzter Zucker enthalten. Passt doch, oder?

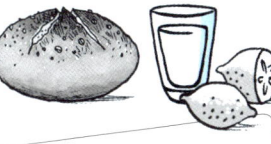

Achtung:
Fruktose, Agavensirup und Kokosblütenzucker haben zwar einen niedrigen Glyx. Meiden Sie sie aber dennoch während Ihres »Zuckerentzugs«, weil sonst keine echte Entwöhnung von Süßem stattfinden kann.

Der glykämische Index der wichtigsten Lebensmittel

Niedriger Glyx (< 50)	Hoher Glyx (>50)
Agavensirup	Ahornsirup
Couscous-Vollkorngrieß	Datteln
Dörrobst (Pflaumen etc. außer Rosinen und	Eiscremes und Sorbets
Datteln) sowie Mandeln und Nüsse	Feingebäck (Brötchen, Croissants,
Eier	Kuchen)
Fette (Öl, Butter, Sahne)	Frühstücksflocken (Natur, mit Honig
Fisch und Meeresfrüchte	oder Schokolade)
frisches Obst (außer Honig- und Wasser-	gezuckerte Milchprodukte
melonen)	Gnocchi
Fruktosepulver	Hirse
Geflügel	Honig
Gemüse (außer Kürbis, gekochte Möhren und	Honig- und Wassermelone
andere Rüben sowie Pastinaken)	Kartoffelchips
Getreide Typ All-Bran®	Kartoffeln in jeder Form (frittiert,
Hülsenfrüchte (Linsen, Buschbohnen, Kicher-	dampfgegart, als Brei,
erbsen, Kidneybohnen, Wachtel-, Weiße Bohnen	im Ofen etc.)
etc.)	Kekse und Gebäck
Kokosblütenzucker	Körnermais
Kompott	Kürbis
Milch und Milchprodukte Natur	Mango
Oliven	Pizza
Perl- und andere Graupen	Polenta
Quinoa, al dente gekocht	Puffreis
Schokolade mit 70 % Kakao	Ravioli
Senf	Reisnudeln
Soja-Fadennudeln	Rosinen
Süßkartoffeln	Rote Bete
Tofu	Schokoriegel
Tomatenpüree	sehr weich gekochte
ungezuckerter Fruchtsaft	Nudeln
Vollkornbrot aus Sauerteig (Weizen, Dinkel,	Stärke aus Mais und
Kamut etc.)	Kartoffeln
Vollkornbulgur	Tapioka
Vollkorn-Knäckebrot	Toastbrot
Vollkornmehle (Weizen, Kamut, Buchweizen …)	ungesäuertes Brot
Vollkornmüsli ohne Zucker	Weißbrot
Vollkornnudeln, al dente	weißer Couscous-Gries
Weizen Typ Ebly®	Weißer Reis
Weizen-Fadennudeln	Weißer und brauner Zucker
Wildreis, Vollkorn-Basmati	Weißmehl (Type 405 und 550)

Kurz gefasst: mein Programm zur Zuckerentwöhnung

Ehe wir den nächsten Schritt tun, hier noch mal auf einen
Blick, welche Zucker Sie meiden müssen …

 **Lassen Sie folgende Zucker
während Ihres Zucker-Detox-
Programms im Schrank:**

> Wenn Sie sich vom Süßgeschmack entwöhnt
> haben, sind kleine Mengen an natürlichem Zucker
> wieder erlaubt. Sagen Sie sich das immer vor, wenn
> es Ihnen ohne Zucker in den ersten Tagen schwer-
> fällt – die neue Lebensweise müssen Sie nicht Ihr
> ganze Leben streng durchziehen, es sei denn, Sie
> verzichten nach den drei Entzugs-Wochen freiwillig
> auf Zucker, weil Sie merken, wie gut Ihnen das
> bekommt.

- **Weißen oder braunen Zucker,** als Pulver, Würfel
  oder flüssig …
- Fruktose, natürliche Zucker (Agavensirup, Kokosblüten-
  zucker, Rohzucker …) **und natürliche** (Stevia) **oder synthetische** (Saccharin) **Süßstoffe.**
- **Alle industriell gefertigten Nahrungsmittel,** denen Zucker zugefügt wurde: Eiscreme
  und Sorbet, Kekse, Frühstücksflocken, Fruchtjoghurts, Fertigsuppen, Brühwürfel, Grill-
  soßen etc. Lesen Sie sich die Zutatenliste immer erst durch, bevor Sie sich für ein Produkt
  entscheiden.
- **Raffinierte Stärke (Weißmehl):** Toastbrot, weißes Baguette, weißer Reis … und allgemein alle kohlenhydratreichen Nahrungsmittel mit einem Glyx über 50: Chips, Frühstücksflocken, Fertigpürees etc.

 **Damit Ihnen das Programm »ohne Zucker« wirklich nützt, um
abzunehmen und gesund zu bleiben, schrauben Sie Ihren Konsum an
folgenden Nahrungsmitteln herunter:**

- **Obst:** Zwei bis drei Portionen pro Tag genügen für die
  notwendige Dosis an Vitamin C und Antioxidantien!
- **Milch und Milchprodukte (außer Käse):** höchstens
  zwei Portionen am Tag, also entweder 1 Naturjoghurt
  und 1 -quark oder 1 Glas Milch und 1 Naturjoghurt …

> Käse darf gegessen werden:
> Sein Insulin-Index ist eher
> niedrig: Eine Portion von 30 bis
> 40 Gramm pro Tag ist
> vernünftig.

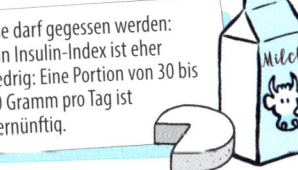

Worin besteht also das Programm »ohne Zuckerzusatz«?

Eine Frage brennt Ihnen jetzt wohl unter den Nägeln: »Was bitte kann ich denn
überhaupt noch essen?«
Nun, das von mir vorgeschlagene Programm basiert auf natürlichen Lebensmitteln mit
hohem Nährwert: tierische (Fleisch, Fisch, Eier) und pflanzliche Proteine (Hülsenfrüchte,
Soja) in idealen Anteilen, Gemüse und Obst (Letzteres nicht zu viel!), nicht raffinierte Kohlenhydrate und eine ausreichende Menge an Käse und Milchprodukten – und das alles mit
viel Geschmack. Es geht, kurz gesagt, um eine ideale Zusammenstellung, mit der Sie mühe-
los abnehmen, entziehen und sich von der Abhängigkeit vom Zucker befreien können.

KAPITEL 2

Ich setze mir Ziele und halte durch!

Ich möchte Ihnen keine falschen Hoffnungen machen: Auf zugesetzten und raffinierten Zucker zu verzichten, ist schon eine Herausforderung, insbesondere wenn man eine echte Naschkatze ist! Um bis zum Ende durchzuhalten, müssen Sie von den Vorzügen dieses »Zuckerentzugs« überzeugt sein. Von den zahlreichen Vorteilen liegt Ihnen einer sicher am Herzen. Wollen Sie sich vom Zucker entwöhnen, um ärgerliche Pfunde loszuwerden? Oder die peinlichen Blähungen, die Sie schon eine ganze Weile plagen? Oder einfach, um einen gesünderen Lebensstil zu pflegen? Überlegen Sie …

Ich will ...

- ☐ … Kilo abnehmen
- ☐ Körperlich fitter werden …, ohne großes Aufheben
- ☐ Meine Verdauung verbessern
- ☐ Meinen Allgemeinzustand verbessern
- ☐ Schöne Haut bekommen (und diese verdammte Cellulite loswerden)
- ☐ Mich ausgeglichener, weniger erschöpft und gestresst fühlen.
- ☐ Lernen, wie ich mich wieder gesund und ausgewogen ernähre
- ☐ Mich von meiner hartnäckigen Zuckerabhängigkeit befreien
- ☐ Anderes: ....

....

In der Praxis ...

Ein paar Kilo abnehmen, in Hochform sein – alles schön und gut, aber wie wollen Sie das im Alltag erreichen? Jetzt heißt es, ins kalte Wasser springen! Kreuzen Sie an, wozu Sie zu Beginn Ihres Entzugs bereit sind.

Erscheinen Ihnen folgende Ziele unerreichbar? Keine Sorge: Sie müssen sie auch nicht schon in der ersten Woche erfüllen. Ich führe Sie Schritt um Schritt dorthin.

Für mich persönlich bedeutet es eine Herausforderung:

- ☐ Meinen Kaffee oder Tee ohne Zucker zu trinken
- ☐ Cremedesserts und Flans durch Naturjoghurt und -quark zu ersetzen
- ☐ Statt zu Softdrinks und Saft aus Sirup zu Mineralwasser (still oder mit Kohlensäure) zu greifen
- ☐ Bei Kuchen und Torten auf die Bremse zu treten
- ☐ Bei Getreideprodukten auf Vollkorn umzustellen
- ☐ Mehr Gemüse und Hülsenfrüchte auf den Speisezettel zu setzen
- ☐ Anderes: ....

....

Ich arbeite an meiner Motivation!

Auf Süßes verzichten, das kann ja jeder – aber wie lange? Auf lange Sicht kommt es auf die Motivation an. Ohne sie ist das Scheitern vorprogrammiert. Nutzen Sie also alle Chancen. Motivieren Sie sich!

Alle Mittel sind recht

Sie wissen doch, wie es läuft: Am ersten Tag sind Sie hoch motiviert, ebenso am zweiten und dritten. Dann kommen die stressigen oder deprimierenden Phasen und mit ihnen die Gelüste auf Süßes. Nicht zu vergessen, die Versuchungen in Form von Geburtstagseinladungen und Co. Um Ausrutschern vorzubeugen, sagen Sie Ihre Ziele jeden Tag laut vor sich hin oder notieren Sie sie auf Ihrer To-do-Liste.

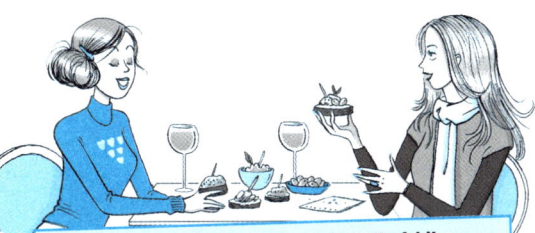

Gemeinsam wird die Herausforderung zum Spiel

Allein und ohne Anlaufstellen in ein Abenteuer zu ziehen, endet häufig mit Schiffbruch. Warum sich der Herausforderung nicht zu zweit stellen? Oder sogar in der Gruppe? Im Verbund entsteht Wettbewerb und damit Motivation. Holen Sie sich für das Abenteuer des Zuckerentzugs Ihren Partner, eine Freundin oder ein paar Kollegen ins Boot. Sie können sich gegenseitig unterstützen, Fortschritte vergleichen und neue Ziele anpeilen!

Kein Wort zu den »Saboteuren« in Ihrem Umfeld!
Manche Leute meinen, sie müssten Sie unbedingt in Versuchung führen, indem sie Ihnen eine Schachtel Kekse unter die Nase halten, oder sie erklären Sie für spießig, wenn Sie in geselliger Runde das Glas Bowle ablehnen – vermutlich, weil sie angesichts Ihres guten Beispiels ein schlechtes Gewissen haben. Gehen Sie solchen Leuten aus dem Weg oder verraten Sie einfach nichts von Ihrem »Entzug«.

Andere Genüsse suchen

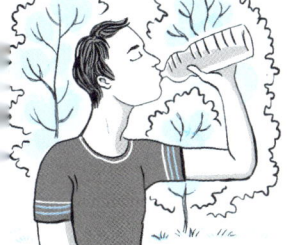

In unserem Unterbewusstsein ist Zucker mit glücklichen Momenten assoziiert: Keine Familien- oder Geburtstagsfeier, bei der nicht eine Torte angeschnitten wird. Aber der Verzicht auf Zucker darf nicht als Strafe empfunden werden: Er ist vielmehr Befreiung. Folglich geht es darum, sich in Ihrem Alltag neue Spaßquellen zu erschließen, damit Sie Ihre beruhigende und entspannende Dosis Dopamin abbekommen: Lange Spaziergänge an der frischen Luft (nicht an der Eisdiele vorbei), Kinobesuche (ohne Popcorn) usw. Gönnen Sie sich entspannende Massagen, machen Sie Yoga oder Meditation (siehe Seite 67) oder gehen Sie zum Singen oder Tanzen.

Wann ist die beste Zeit, um in meinen Zuckerentzug einzusteigen?

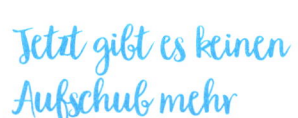

Gute Vorsätze für das neue Jahr mögen als Einstieg dienen, führen aber leider nur zu oft in die Sackgasse. Wann ist der richtige Moment, um den Zucker abzusetzen? Sie halten dieses Heft nicht ganz zufällig in Händen: Der Startschuss ist eigentlich schon gefallen. Sie haben den ersten (und wohl schwierigsten) Schritt getan: Sie sind innerlich vorbereitet.

Jetzt müssen Sie den ersten Gang einlegen. Dazu müssen Sie einen Tag X festlegen, von dem Sie wissen, dass Sie bereit sind. Vielleicht ist es der nach einem ausschweifenden Wochenende mit Spaghetti, Eis und Schokolade, oder auch der, an dem schlicht im Schrank keine Kekse mehr zu finden sind.

Der Tag, den Sie wählen, ist wichtig. Notieren Sie ihn sich, um sich an ihn zu erinnern.

Schreiben Sie sich das Einstiegsdatum Ihrer Anti-Zucker-Kur auf:

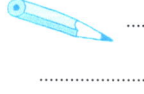

....

....

Jetzt gibt es keinen Aufschub mehr

Ist Ihnen aufgefallen, wie gerne man schwierige Aufgaben auf morgen vertagt? »Morgen gehe ich das Problem an …« Wenn die Nacht vorbei ist, sagt man sich dann, dass die Sache ruhig noch bis nächste Woche warten kann. Ob morgen, nächste Woche oder in einem Monat, aufgeschoben ist aufgeschoben. Sie müssen ins kalte Wasser springen!

Für Ihre Gesundheit sind nur Sie selbst verantwortlich, Sie allein entscheiden, was Sie essen wollen. Es liegt an Ihnen, den Wechsel einzuleiten. **Ernährung ist das Kapital, mit dem Sie abnehmen und gesund leben.** Warten Sie nicht länger: Nehmen Sie die Sache in Angriff.

Kalter oder schrittweiser Entzug?

Manche können ihre Essgewohnheiten von heute auf morgen verändern. Aber für die meisten ist eine Umstellung in kleinen Schritten deutlich schonender zu bewältigen. Deshalb habe ich ein Programm zusammengestellt, das Sie **in drei Wochen schrittweise vom Zucker entwöhnt.** Damit Sie Ihre Kohlenhydrate bewusster wählen und sich dauerhaft gesund ernähren.

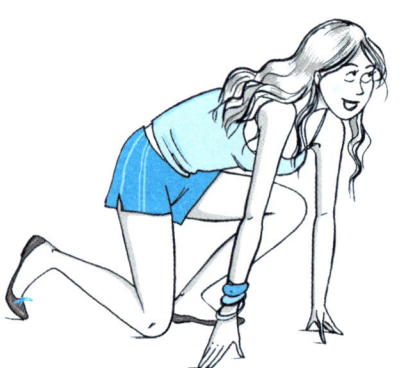

Warum bin ich so scharf auf Zucker?

Das Schwierigste haben Sie geschafft: sich einzugestehen, dass Sie »zuckerabhängig« sind. Aber wissen Sie auch, warum Sie zu Süßem greifen? Rein zum Genuss? Um Stress zu bewältigen? Um eine unkontrollierbare Gier zu befriedigen? Um eine innere Leere zu füllen? Wenn Sie sich selbst – Ihre kleinen Schwächen – besser kennen, können Sie das Übel an der Wurzel packen! Entdecken Sie, welches Profil am ehesten auf Sie zutrifft.

Profil 1

- Solange Sie zurückdenken können, haben Sie sich gern mit Süßem vollgestopft (und Zucker wohl schon mit dem Fläschchen zu sich genommen).
- Sie haben etwas Appetit und bekommen einen Apfel angeboten: Sie nehmen ihn höflich entgegen, träumen im Stillen aber von einem Heidelbeer-Muffin.
- Ungesüßten Joghurt zu essen erscheint Ihnen als Strafe. Und wenn Sie an Wasser denken, sträubt sich alles in Ihnen.
- Es ist kurz vor 11 Uhr: Sie fühlen sich wie die Tigerin im Käfig: Sie brauchen eine Dosis Zucker!
- Ihr Partner kommt vom Einkaufen zurück und hat Schokolade vergessen (und im Schrank ist natürlich auch keine mehr): Sie schicken ihn sofort nochmals los!

Erkennen Sie sich in diesem Profil wieder? Sie genießen Süßes (anstatt das Leben) in vollen Zügen! Zucker und Sie waren seit jeher eins. Für Sie ist ein Leben ohne Zucker farblos und fade.

Die Lösung: Fahren Sie Ihren Zuckerkonsum schrittweise herunter (keine Sorge, Sie schaffen das!), um Ihre Abhängigkeit zu mindern und auf eine gesündere Ernährung umzustellen. Als Schlüsselerlebnis werden Sie feststellen, wie einfach es ist, die überschüssigen Pfunde loszuwerden, die bisher einfach nicht wegwollten.

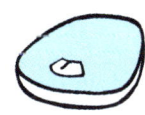

Profil 2

- Sie steigen jeden Tag zwanghaft auf die Waage, um Ihr Gewicht zu überprüfen.
- Sie schaffen es, sich beim Essen morgens und mittags zusammenzureißen. Aber kaum sind Sie von der Arbeit nach Hause gekommen, gibt's kein Halten mehr!
- Mit »Light«-Produkten kennen Sie sich bestens aus. Sie sind überall: in Ihrem Vorratsschrank, im Kühlschrank: Limonade *light*, Butter *light*, Joghurt 0,1 %
- Um ein paar Kilo loszuwerden, probieren Sie jedes Frühjahr eine neue Diät aus.
- Es kommt vor, dass Sie in eine Chipstüte greifen, es sich dann aber anders überlegen. Oder Sie sind ganz gierig auf Süßes, empfinden deswegen aber Schuldgefühle und Scham.

Können Sie folgende Aussagen unterschreiben? Als Fan von Diäten kontrollieren Sie Ihr Gewicht und achten (zu) streng auf Ihre Ernährung? Wegen der Beschränkungen, die Sie sich auferlegen, erliegen Sie immer wieder einem unkontrollierbaren Heißhunger auf Süßes.

Die Lösung: Strukturieren Sie Ihre Mahlzeiten gut und gönnen Sie sich regelmäßig kleine Genüsse. Sie dienen als Überdruckventil. Wenn Sie die richtigen Zucker (mit niedrigem Glyx) wählen, bekommen Sie auch Ihr Gewicht und Ihre Verdauung besser in den Griff.

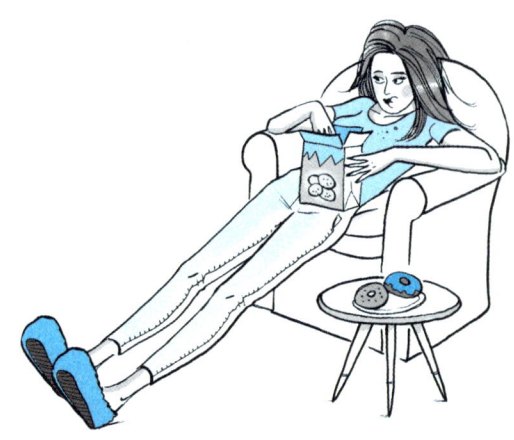

Profil 3

- Sie haben ein stark ausgefülltes (und sogar überlastetes) Berufs- und/oder Sozialleben.
- Sobald sich ein Ärgernis oder ein Stimmungstief abzeichnet, zücken Sie einen Schokoriegel.
- Süßes ist für Sie nicht unbedingt ein Hochgenuss. Sie essen es eher wegen der beruhigenden und tröstlichen Wirkung.
- Sie stecken im Stau fest? Sie greifen in die Tüte mit Bonbons oder mit Keksen, die im Auto mitfährt.
- Nach einem anstrengenden Arbeitstag kommen Sie entnervt nach Hause. Keiner da, der auf Sie wartet, und zu erschöpft, um zum Telefonhörer zu greifen? Jetzt hilft nur noch eines: essen, Süßes natürlich.

Ist Ihnen dieses Profil auf den Leib geschneidert? Sie leiden unter Stress und manchmal unter Einsamkeit. Daher entspannen Sie mit Zucker – so wie andere zur Zigarette greifen oder Sport treiben. Süßkram ist Ihr liebster Tröster!

Die Lösung: Den Teufelskreis aus Sorgen, Zuckerkonsum und Schuldgefühlen durchbrechen: Bauen Sie Ihren Stress mit Entspannungstechniken wie Yoga oder »kohärentem Atmen« ab, um Ihr inneres Gleichgewicht (siehe Seite 67) zurückzugewinnen. Dann geht es Ihnen besser.

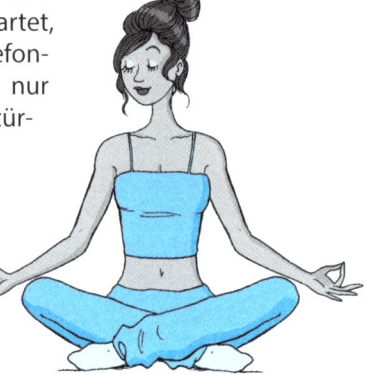

Welcher Typ Naschkatze bin ich eigentlich?

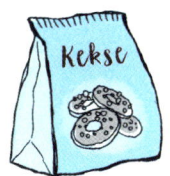

Während der Hauptmahlzeiten haben Sie sich problemlos im Griff. Aber dazwischen läuft es immer aus dem Ruder! Ob Sie etwas Appetit verspüren oder eine Hungerattacke erleiden: Sie essen, was Ihnen in die Finger kommt. Die Antworten auf folgende Testfragen machen Ihnen bewusst, wie Sie »zwischendurch« essen.

Der kleine Hunger um 11 Uhr …
■ stellt sich eher selten ein. Dann reicht ein Glas Wasser.
▲ meldet sich schon um 9.30 Uhr und beschäftigt Sie bis Mittag.
● plagt Sie nur, wenn Sie wenig gefrühstückt haben.

Wenn Sie kochen …
▲ können Sie nicht anders, als sich durch sämtliche Speisen zu kosten.
● probieren Sie nur, um festzustellen, ob alles gar ist und Salz fehlt.
■ kosten Sie die Speisen nicht. Sie verlassen sich auf Ihr Gefühl.

Um 17 Uhr gehen Ihnen dauernd Bilder von Essbarem durch den Kopf:
● Sie gönnen sich eine kleine Naschpause: Das haben Sie sich schließlich verdient.
■ Sie knabbern an einem Stück Obst und essen früher zu Abend.
▲ Sie geben dem Hunger auf der Stelle nach. (Irgendwann werden Sie sowieso wieder schwach.)

Es ist 21 Uhr. Nach dem Abendessen haben Sie noch Appetit auf eine Kleinigkeit:
▲ Sie machen sich über Schokolade oder Kekse her.
■ Sie haben Ihren Nachtisch noch nicht gegessen. Jetzt ist es Zeit.
● Ein Stückchen Schokolade (oder auch zwei oder drei) kann nicht schaden.

Abends sind Sie zu einem Büffet mit Häppchen eingeladen:
● Damit Sie von allem kosten können, nehmen Sie jeweils kleine Portionen.
▲ Blätterteiggebäck, Cremes im Glas, kleine süße Sünden … Bei solchen leckeren Köstlichkeiten greifen Sie ohne jede Hemmung zu.
■ Sie stellen sich auf einem Teller eine Portion an Salzigem und eine an Süßem zusammen.

Sie gehen abends ins Kino und schauen sich einen guten Film an:
▲ Sie kaufen Popcorn (XXL-Portion!) und eine Flasche Cola *light*.
● Sie haben ein paar Bonbons in die Handtasche gesteckt.
■ Sie haben vorher noch einen Imbiss zu sich genommen, um nicht in Versuchung zu kommen.

Es ist 20 Uhr, Ihr Partner ist noch nicht von der Arbeit nach Hause gekommen und geht nicht ans Telefon:

● Sie gehen auf und ab, blicken auf die Uhr und nagen hier und da an einem Stück Brot, um sich zu beruhigen.

▲ Völlig aufgewühlt, öffnen Sie den Vorratsschrank und verschlingen eine ganze Tafel Schokolade.

■ Sie sind beunruhigt und rufen erst einmal seinen besten Freund oder Ihre beste Freundin an.

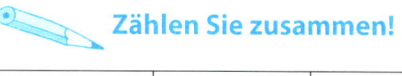

Zählen Sie zusammen!

▲	●	■

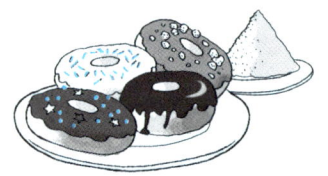

Sie haben am meisten ▲: *Sie sind eine Naschkatze aus Gewohnheit*
Sie lassen keine Gelegenheit zum Naschen aus, und natürlich vor allem nicht bei Süßem! Sie können nicht widerstehen. Sie naschen von morgens bis abends, ob Sie müde oder gestresst sind oder einfach nur deshalb, weil Sie es schon immer so machen. Keine Panik, Sie werden lernen, Ihre Mahlzeiten besser zu strukturieren, um Heißhunger zu vermeiden und genauer auszuwählen, was Sie zwischendurch zu sich nehmen.

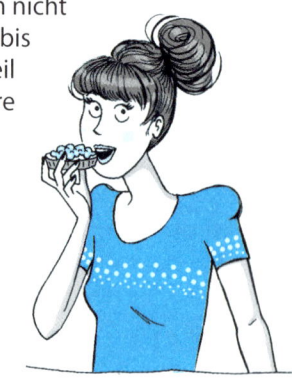

Sie haben am meisten ●: *Sie sind eine vernünftige Naschkatze*
Sie versuchen das Essen zwischendurch zu begrenzen, schaffen es aber nicht immer. Ein kleines Stück Schokolade hier, etwas Süßgebäck da … Sie erliegen leicht der Versuchung. Und bei Stress öffnen Sie gerne die Keksdose! Befolgen Sie meine Ratschläge, dann erreichen Sie Ihr Ziel: »Schluss mit Naschen«.

Sie haben am meisten ■: *Sie sind eine (sehr) gelegentliche Naschkatze*
Naschen? Kennen Sie nicht … Höchstens, wenn Sie richtig Hunger haben! Zudem haben Sie sich längst gute Strategien zurechtgelegt, um aufs Naschen zu verzichten: Ihre Mahlzeiten sind gut strukturiert und Sie essen möglichst ausgeglichen … Bravo, weiter so!

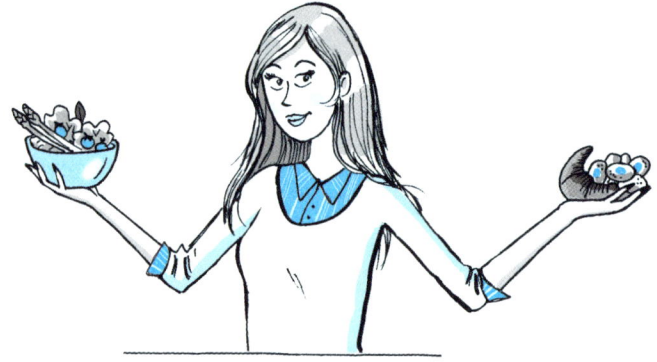

5 Goldene Regeln, um Naschen zu vermeiden

❶ Beginnen Sie Ihren Tag mit einem Frühstück

Diese erste Mahlzeit ist unverzichtbar, um das Naschen den Tag über zu vermeiden. Wenn Sie morgens einfach nichts runterbekommen, nehmen Sie sich einen Imbiss (z. B. eine Portion frisches Obst und ein paar Mandeln) mit, die Sie dann am Vormittag genießen.

❷ Strukturieren Sie Ihre Mahlzeiten

Vorspeise + Hauptgericht + Dessert: das ist die Siegesformel, mit der Sie sich nachhaltig sättigen und nicht das Gefühl haben, zu kurz zu kommen.

❸ Der kleine Snack am Nachmittag ist nicht nur für Kinder

Bevor sich Frust anstaut: Gönnen Sie sich einen kleinen Imbiss zwischendurch: einen Apfel, anderes Obst oder ein Milchprodukt. Dann naschen Sie auch weniger, wenn Sie das Abendessen vorbereiten.

❹ Vorsicht bei stärkehaltigen Lebensmitteln

Setzten Sie bei jeder Mahlzeit auf stärkehaltige Produkte mit **niedrigem Glyx:** Quinoa oder Nudeln *al dente*, Vollkorn-Basmatireis oder auch Linsen und Kichererbsen. Die Auswahl ist groß.

❺ Denken Sie ans Trinken

Hunger wird manchmal mit Durst verwechselt. Halten Sie daher immer eine Flasche Wasser bereit. Sie vertreibt Ihre Hungeranwandlungen garantiert.

Intelligentes Naschen gibt es wirklich!

Naschen muss weder der Gesundheit noch der Linie schaden, wenn einem Zuviel und Zu-oft vorgebaut wird. Stellen Sie sich die Frage: »Habe ich wirklich Hunger?« Falls ja, dann essen Sie. Der Körper verlangt danach. Aber führen Sie ihm wirklich Nahrhaftes, nicht nur Zucker mit Kalorien ohne Nährwert oder Fett zu, das sofort die Pölsterchen Ihrer Cellulite füllt.

Checkliste der besten Lebensmittel für kluges Naschen

✔ Ein Naturjoghurt oder Naturquark
✔ Frisches Obst (Apfel, Nektarine, Clementine usw.)
✔ Rote Früchte (Erdbeeren, Schwarze Johannisbeeren, Himbeeren etc.)
✔ Ein paar Kirschtomaten.
✔ Knabbern Sie gerne? Dann denken Sie an Rettich- oder Möhren-Stiftchen.

✔ Ein paar Nüsse oder Mandeln (Sättigungseffekt garantiert).
✔ Ein großes Glas (stilles) Mineralwasser nach Belieben mit ein paar frischen Minzeblättchen und Zitronenscheiben.

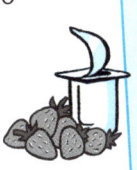

Schaffen Sie sich Ihre kleinen Rituale!
Wenn Sie (wirklich) Hunger haben, gönnen Sie sich eine kleine »Naschpause«: Setzten Sie sich hin und greifen Sie zu einem Getränk (Wasser, Tee etc.) und einer (einzigen) »Kleinigkeit« aus der Liste gegenüber. Nehmen Sie sich Zeit und genießen Sie jeden Happen. Sättigungseffekt garantiert!

Hunger von Esslust unterscheiden

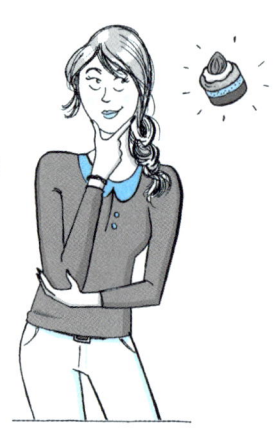

Hunger und »Esslust« sind zwei paar Stiefel, auch wenn sie uns beide an den Kühlschrank treiben. Können Sie sie auseinanderhalten?

Hunger ist der objektive, physiologische Zustand des Körpers bei Nahrungsmittelmangel, also ein reales Bedürfnis des Organismus, der nach Kalorien verlangt. Er äußert sich in allgemeiner Müdigkeit und einem Grummeln oder sogar schmerzhaften Ziehen im Bauch: Der Magen ruft.

Esslust ist psychischen Ursprungs, es handelt sich dabei um kein objektives Bedürfnis, weil das Gefühl nicht vom Magen, sondern vom Kopf herrührt, doch es fühlt sich ebenso dringlich an. Plötzlich wird das Denken von der Vorstellung einer Tafel Schokolade oder einer Keksschachtel beherrscht. Schon läuft einem das Wasser im Munde zusammen und man kann so lange an nichts anderes mehr denken, bis die Gelüste befriedigt sind.

Warum hat man das Unterscheiden verlernt?

Wenn wir nur noch essen würden, wenn wir Hunger haben, müssten wir vielleicht auf lieb gewonnene Rituale verzichten. Zum Beispiel auf das Mittagessen mit den Kolleginnen, das üblicherweise um 12 Uhr angesetzt ist, oder auf das Abendessen mit der Familie, für das man sich regelmäßig um 20 Uhr um den Tisch versammelt. Außerdem müssten wir all den Versuchungen im Alltag widerstehen: dem Duft von Schoko-Croissants auf der Straße, von Kuchen, den Kollegen ab und zu mitbringen … Am Ende merkt man gar nicht mehr, dass man einfach nur aus Gewohnheit isst oder weil sich gerade die Gelegenheit bietet oder aus Höflichkeit, weil man niemanden vor den Kopf stoßen möchte.

Hunger und Sättigung sind zwei Signale, mit denen sich die Energiezufuhr wunderbar regeln lässt. Wenn beides funktioniert, behalten Sie problemlos Ihr Wohlfühlgewicht. Esslust ist wie ein kleiner Teufel, der in diesem großartigen Regelmechanismus dazwischenfunkt – und dafür sorgt, dass Sie zu viel auf die Rippen bekommen.

Entdecken Sie Ihr Hungergefühl wieder

Um Ihr (echtes) Hungergefühl wiederzuentdecken, das Sie als Kind mit Sicherheit noch hatten, fasten Sie an einem freien Tag so lange, bis sie die Zeichen wahrnehmen. Schon 12 Uhr? Na und! Was spüren Sie? Essen Sie erst dann, wenn Sie *wirklich Hunger haben.*

Ich habe Hunger, wenn …
- [ ] ich müde werde.
- [ ] mein Magen ein Konzert veranstaltet.
- [ ] ich reizbar werde (Ich wünsche alles zur Hölle).
- [ ] oder wenn: ....

Wie bändige ich meine Lust auf Süßes?

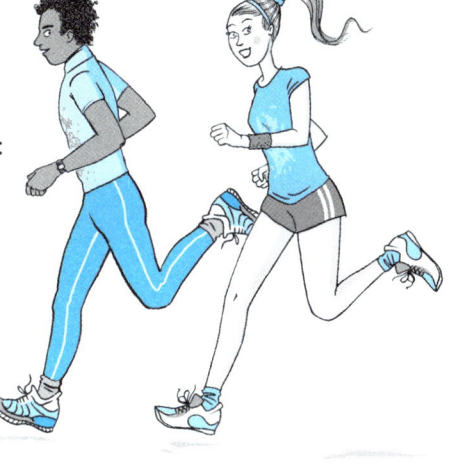

Sie können zwischen Hunger und Esslust unterscheiden: Die erste Etappe ist geschafft. Jetzt müssen Sie noch Ihre Lust auf Süßes in den Griff bekommen. Dafür gibt es ein paar Tricks und Kniffe.

Ich lenke mich ab

Finden Sie zunächst heraus, wann Ihre Gelüste auf Zuckriges am heftigsten sind. Am Nachmittag oder eher am Abend?

Notieren Sie sich die kritischen Zeiten:

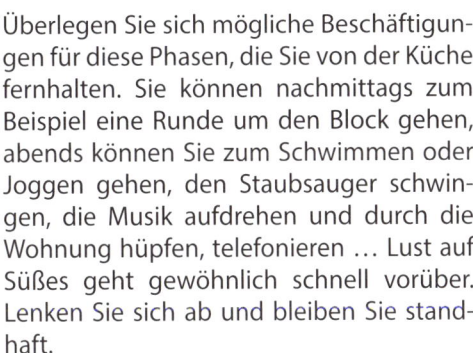

Überlegen Sie sich mögliche Beschäftigungen für diese Phasen, die Sie von der Küche fernhalten. Sie können nachmittags zum Beispiel eine Runde um den Block gehen, abends können Sie zum Schwimmen oder Joggen gehen, den Staubsauger schwingen, die Musik aufdrehen und durch die Wohnung hüpfen, telefonieren … Lust auf Süßes geht gewöhnlich schnell vorüber. Lenken Sie sich ab und bleiben Sie standhaft.

Notieren Sie Ihre Lieblingsablenkungen:

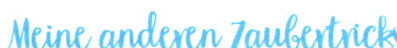

Meine anderen Zaubertricks

Wenn Sie Ihre Mahlzeiten richtig (mit Nahrungsmitteln mit niedrigem Glyx) strukturieren, müssten die Süßgelüste deutlich schwächer ausfallen. Wenn Sie trotzdem in Versuchung kommen, greifen Sie zu einem **Glas Wasser** oder zu einem **Heißgetränk** und **einer Leckerei ohne Zucker.**

Ich stelle auf Leckereien ohne Zuckerzusatz um

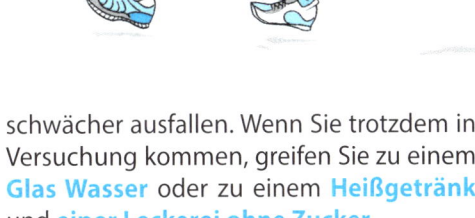

☐ Ein Milchprodukt Natur, überpudert mit Zimt
☐ Ein Dutzend Mandeln und zwei oder drei Dörraprikosen
☐ Zwei Stückchen dunkle Schokolade mit 70 Prozent Kakaoanteil
☐ Ein Schälchen Bananenmus ohne Zucker (Rezept siehe Seite 41)

Ich putze mir die Zähne

Nach dem Essen Lust auf Süßes? Gönnen Sie sich ein Stück dunkle Schokolade mit mindestens 70 Prozent Kakaoanteil mit einem Kaffee oder Tee und putzen Sie sich sofort danach die Zähne. Sie werden sehen: Beim Zähneputzen löst sich die Lust auf Süßes wie von Zauberhand in nichts auf!

Wie sich vom Süßgeschmack entwöhnen?

Maximales Geschmackserlebnis ... ohne Zucker

»Zuckerfrei« heißt nicht »ohne Geschmack«! Man muss seine Geschmacksknospen nur an geringere Zuckermengen gewöhnen. Aber Vorsicht: Zucker schlagartig wegzulassen, ist nicht einfach. Gehen Sie schrittweise vor. Nehmen Sie zum Beispiel Natur- anstatt gesüßten Joghurt und fahren Sie die

Doch, das geht!
Fragen Sie herum: Alle, die auf zuckerfreien Kaffee oder Tee umgestiegen sind, mögen ihn gar nicht mehr anders.

zugesetzten Mengen an Zucker Woche für Woche weiter herunter – bis Sie gar keinen mehr nehmen. Schüttelt es Sie, wenn Sie Saures essen? Beginnen Sie mit Vollmilchjoghurt. Der Geschmack ist deutlich milder.

Anstelle von ...	greife ich lieber zu ...
gezuckerten Milchprodukten	einem Milchprodukt Natur (eventuell mit etwas Obst in Stücken)
Eis	einer frischen Frucht
Limonade oder Saft aus Sirup	sprudelndem Mineralwasser mit einem Schuss Zitronensaft
Keksen oder einem süßen Snack	ein paar Mandeln oder Nüssen und einer Frucht
Vollmilchschokolade	dunkler Schokolade mit mind. 70 % Kakaoanteil
gezuckertem Müsli oder anderen Flocken	Müsli ohne Zuckerzusatz
Toastbrot	Vollkornbrot aus Sauerteig
weißem Reis	Vollkornreis

Seien Sie kreativ

Verfeinern Sie Ihre Desserts mit Gewürzen oder Aromen: beispielsweise mit 2 bis 3 Tropfen Zitronenextrakt, Mandelaroma oder Kaffee in ungezuckerten Milchprodukten. Oder wie wäre es mit Zimtpulver? Aromatisieren Sie Obstsalate mit gehackter Minze oder Basilikum: Erfolg garantiert! Lust auf Eis? Kreieren Sie köstliche Sorbets, Eiscreme und Geeistes Obstmus (siehe Rezept Seite 41 und 75).

Lust auf Süßes?

Denken Sie an Nahrungsmittel, die von Natur aus süß sind: Was gibt es Leckereres als eine Schale frischer, vollreifer Erdbeeren? Überzuckern überflüssig!
Dörrobst (Pflaumen, Aprikosen) sind eine ebenso gute Alternative, wenn man nicht übertreibt: Die Tagesdosis Magnesium gibt's gratis dazu.

Wenn Sie Joghurt ohne Zucker nicht mögen, rühren Sie ungesüßtes Kompott hinein: köstlich.

Nicht raffinierte Kohlenhydrate entdecken

Nudeln, Reis, Grieß etc – mit alldem sind Sie bestens vertraut. Ich bin sicher: Ihre Vorratsschränke quellen davon über! Leider liegen diese Kohlenhydratlieferanten allzu oft in raffinierter Form vor: Bei Reis- und Getreidekörnern wurde die äußere Hülle und damit auch der Nährwert entfernt: Ballaststoffe, Magnesium und Vitamine der B-Gruppe sind umso weiter gehend entzogen, je heller das Nahrungsmittel ist. Greifen Sie stattdessen häufiger zu Voll- oder Halbkornversionen. Sie liegen im Glyx deutlich niedriger und spenden Ballaststoffe und Vitamine.

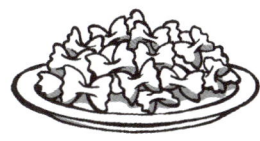

Greifen Sie generell lieber zu Vollkorngetreide aus biologischem Anbau – ohne Pestizidrückstände.

Die alten Getreidesorten kehren zurück

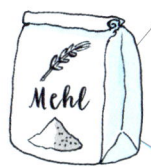

Wenn Sie verstärkt auf Quinoa, Dinkel oder Buchweizen setzen, essen Sie weniger Weizenprodukte (und damit Gluten). Weizen wird ohnehin zu viel gegessen. Zeit, auf die Bremse zu treten!

Montag: Kartoffeln; Dienstag: Spaghetti; Mittwoch: Reis … Haben Sie es satt, immer das Gleiche zu essen? Erkunden Sie doch einmal neue Geschmäcker: z. B. den von Dinkel, Buchweizen oder Kamut. In Bioläden finden Sie alle möglichen Sorten an Getreiden: als Körner, Mehl, Grieß oder Bulgur. Reich an Ballaststoffen, Mineralien und Spurenelementen, lassen sich diese »Roh«-Zerealien zu originellen köstlichen Gerichten verarbeiten. Mit ihnen tanken Sie lebenswichtige Nährstoffe – das Ganze mit niedrigem Glyx. Und Sie werden nachhaltiger gesättigt als mit zu stark raffinierten

Getreiden. Warten Sie nicht länger: Probieren Sie es aus!

Vergessen Sie morgens die übersüßten und zu stark verarbeiteten klassischen Frühstücksflocken. Entdecken Sie Getreideflocken »ohne Zuckerzusatz«: Hafer, Weizen, Buchweizen, Dinkel … Vermischt mit Früchten und (echtem oder veganem) Naturjoghurt, sättigen sie bis zum Mittagessen.

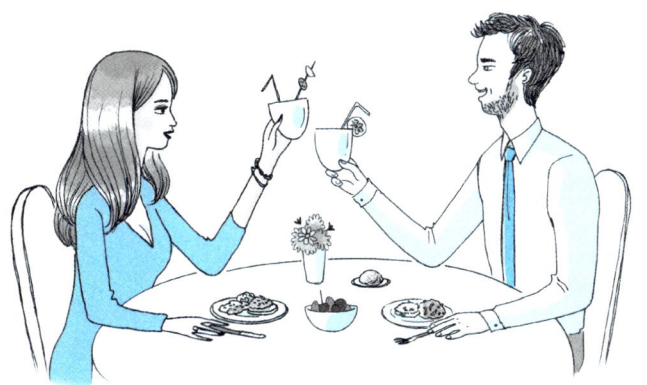

Ballaststoffreichere und stärker sättigende Getreideprodukte sind gut für die Linie, da sie den auf Seite 7 beschriebenen Kreislauf nicht in Gang setzen.

Meine Strategien, um dem Zucker im Alltag nicht in die Falle zu gehen

Täglich und überall lauern die süßen Versuchungen: Am Arbeitsplatz, auf der Straße und sogar zu Hause. Wie widerstehen? Befolgen Sie meine Ratschläge.

> **Im Kreis der Familie**
> Damit Mahlzeiten mit der Familie nicht zur Qual geraten, setzen Sie auf ein Menü, das mit Ihrem Programm »Schluss mit Zucker« hundertprozentig kompatibel ist. Sie finden bei den Rezepten sicher genügend Gerichte, die allen schmecken.

Bei der Arbeit

Das Katastrophenszenario: Die Kollegin, die Ihnen im Büro direkt gegenübersitzt, nimmt ihren Tag mit Croissants in Angriff und bietet Ihnen auch eines an. Nach dem Mittagessen bringt Ihnen ein Kunde von einer Geschäftsreise englisches Teegebäck mit. (Ach wie nett!) Und zur Krönung sind Sie gegen 17 Uhr auch noch zu einem Ausstand eingeladen. Da sind die Chancen einzuknicken riesengroß!

Die Lösung: Es bleiben zwei Möglichkeiten. Die erste lautet, mit offenen Karten zu spielen und stolz und entschlossen zu verkünden, welcher Herausforderung Sie sich gerade stellen: Drei Wochen ohne Zucker! Überraschte und respektvolle Blicke sind Ihnen sicher. Die zweite Möglichkeit: Sie schützen eine Pseudoallergie gegen bestimmte Lebensmittelzusätze vor. Keiner wagt es, Sie in Versuchung zu bringen!

Und was können Sie noch tun, um nicht schwach zu werden? Schreiben Sie Ihre Motive und Ziele auf ein Blatt Papier und lassen Sie es gut sichtbar auf Ihrem Schreibtisch liegen. Wenn Sie viel unterwegs sind, stellen Sie morgens den Wecker Ihres Smartphones auf Zeiten ein, in denen es Ihnen erfahrungsgemäß schwerfällt, standhaft zu bleiben. Immer wenn er summt, erinnert er Sie an Ihren Vorsatz. Vielleicht richten Sie es so ein, dass auch gleich ein schönes Bild oder ein motivierender Spruch dazu aufploppt?

Am Snack-Automaten

Was haben Bahnhofshallen, öffentliche Wartesäle und Abflughallen gemein? Die Snack-Automaten natürlich! Warten und Langeweile verleiten uns häufig zum Knabbern. Dabei haben diese Automaten weder Gesundes noch Leichtes zu bieten.

Die Lösung: sich einen Platz in respektvollem Abstand suchen, die Langeweile mit einem mitgebrachten guten Buch vertreiben und (bei längerer Wartezeit) eine kleine Mahlzeit mitbringen: eine Flasche Wasser und etwas frisches Obst.

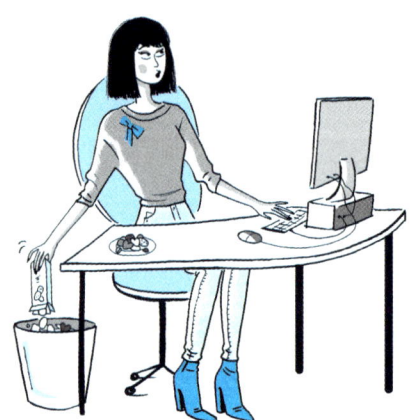

Zu Hause

Ihnen ist langweilig oder Sie sind frustriert, weil die Verabredung mit Ihrer Freundin geplatzt ist, oder Sie sind total erschöpft, weil der Tag so mega-anstrengend war … Zeit für einen Imbiss! Sie kramen bereits im Vorratsschrank nach Schokolade, Bonbons, Keksen …

Die Lösung: Sagen Sie Stopp zu dieser schlechten Gewohnheit! Fragen Sie sich, was jetzt wichtiger ist. Der schnelle Kick (Sie wissen, dass das Glücksgefühl nur ganz kurz anhält!) oder Ihr langfristiges Ziel. Holen Sie den frischen Obstsalat aus dem Kühlschrank, den Sie in weiser Voraussicht schon morgens vorbereitet haben, und genießen Sie entspannt den Augenblick.

Ich kaufe planvoller ein

Ihr Programm zum Zuckerentzug beginnt nicht zu Hause, sondern im Supermarkt. Denken Sie daran: Wenn Sie sich Gebäck, Süßigkeiten und anderes mit raffiniertem Zucker ins Hause holen, führen Sie sich selbst in Versuchung. Um sich gegen die Anziehungskraft der Regale mit Keksen oder Knabbereien zu wappnen, übernehmen Sie beim Einkaufen meine Strategie:

Eine gute Alternative: Im Internet bestellen und sich Ware liefern lassen. Versuchungen ausgeschlossen.

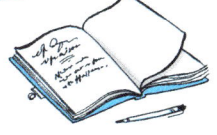

1 Gehen Sie nur mit vollem Magen einkaufen. Wenn sich Ihr Magen meldet, sobald Sie das Einkaufszentrum betreten haben, haben Sie ganz schlechte Karten! Die beste Einkaufszeit ist also direkt nach dem Essen.

2 Schreiben Sie sich einen Einkaufszettel! Die richtige Methode: Nehmen Sie die Zutaten auf, die Sie für die im dritten Kapitel vorgeschlagenen Menüs (siehe ab Seite 39) benötigen. Damit haben Sie alles – und eben nicht mehr –, was Sie für Ihr Programm »Schluss mit Zucker« brauchen: Und bares Geld gespart!

3 Nein, der Gang zu den Regalen mit Chips und Knabbereien ist überflüssig! Das sind nur Stärkelieferanten in raffinierter Form. Erklären Sie auch die mit den Keksen und Kuchen zur Tabuzone: Führen Sie sich jetzt nicht selbst in Versuchung.

4 Starren Sie auf die Süßigkeiten, wenn Sie an der Kasse Schlange stehen? Die Lösung: Scannen Sie Ihre Ware an der SB-Kasse selbst, falls Sie die Möglichkeit dazu haben. Dort lauern keine Regale mit Zuckerzeug. Außerdem müssen Sie sich konzentrieren und lenken sich so von allen Gedanken an Süßkram ab. (Ihr Einkauf wird zum Kinderspiel.)

Die Einkaufsliste: Ein bisschen retro, aber sinnvoll!
Eine Liste mit Zutaten hilft auch, das ewige Kopfzerbrechen zu vermeiden: »Was esse ich heute Abend?«

Spüren Sie auf den Etiketten versteckten Zucker auf

»Ohne Zucker« – »ohne Zuckerzusatz« – »zuckerreduziert« etc. Machen Sie alle diese »nährwertbezogenen Angaben« ratlos? Ich kläre Sie auf. Studieren Sie die nachfolgende Produktinformation auf einer Packung Butterkekse: Sie gibt unter anderem den Gehalt an Kohlenhydraten an. Dazu gehören Stärke, zugesetzter Zucker, Laktose, Fruktose etc.

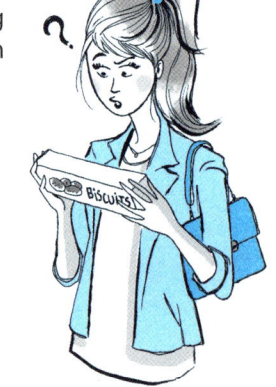

Nährwert	pro 100 g
Eiweiß / Protein	7,9 g
Fett	15 g
davon gesättigte Fettsäuren	8,3 g
Kohlenhydrate	68 g
davon Zucker	24 g

Der **Zutatenliste** können Sie die Art des Zuckers entnehmen. Letzterer verbirgt sich hinter verschiedenen Bezeichnungen: Glukose, Melasse, Glukosesirup, Glukose-Fruktose-Sirup, Dextrose, Fruktose, Invertzucker etc. Meiden Sie Produkte, in denen diese Zutaten ganz oben auf der Liste stehen!

Die Angabe **»davon Zucker«** bezieht sich auf »Einfach- oder Zweifachzucker«: Sie umfassen neben dem zugesetzten Zucker auch noch Laktose, Glukose und Fruktose (der Rest entspricht dem Vielfachzucker Stärke). Also nicht zu verwechseln mit »zugesetztem Zucker«.

Die Angabe **»ohne Zuckerzusatz«** bedeutet, dass dem Produkt kein Zucker zugefügt wurde und nur der natürliche Zucker enthalten ist (Fruchtsaft ohne Zuckerzusatz zum Beispiel).
Achtung: Diese Nahrungsmittel können Süßstoffe enthalten, die nicht als Zucker gelten. Lesen Sie die Liste der Zutaten genau durch.

Die Angabe **»ohne Zucker«** bedeutet, dass dem Produkt kein üblicher Zucker zugefügt wurde, es aber andere Kohlenhydrate enthalten kann: Polyole (Zuckerersatzstoffe wie Sorbitol, Xylitol, Maltitol, Isomalt, Lactitol oder Mannitol), Fruktose oder Süßstoffe (wie Aspartam, Saccharin und Saccharose). Paradoxerweise sind gerade diese Nahrungsmittel häufig reich an Kohlenhydraten, sodass es sich also um eine Art »Etikettenschwindel« handelt.

Der Hinweis **»zuckerreduziert«** gibt an, dass das Erzeugnis (zum Beispiel zuckerreduziertes Kompott) einen (um mindestens 30 Prozent) geringeren Zuckerzusatz enthält als ein Vergleichsprodukt – das kann aber dennoch viel zu viel sein!

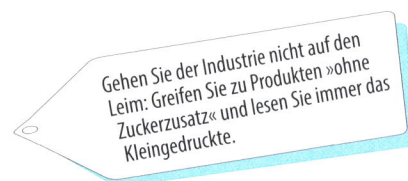

Gehen Sie der Industrie nicht auf den Leim: Greifen Sie zu Produkten »ohne Zuckerzusatz« und lesen Sie immer das Kleingedruckte.

Kühlschrank und Vorräte aussortieren

Ehe Sie in Ihr Programm einsteigen, durchforsten Sie Ihre Vorräte. Im Folgenden eine Liste mit Grundnahrungsmitteln, mit denen Sie Ihren Zuckerentzug starten und dabei ein paar Kilo abnehmen können. Wenn Sie mit jemandem zusammenleben, verbannen Sie die hochverarbeiteten Lebensmittel (Kekse, Zerealien, Feingebäck etc.) in einen Schrank, den Sie nicht jeden Tag öffnen müssen!

In meinem Kühl-/Gefrierschrank habe ich	In meinem Vorratsschrank lagern
fettarme Milch Naturjoghurt aus Kuhmilch und aus Soja Quark und sahnigen Frischkäse Natur	Vollkornbasmatireis Vollkorngrieß Quinoa, Bulgur, Vollkornspaghetti Gerste, Einkorn, Buchweizen
geriebenen Greyerzer, Parmesan und Lieblingskäse	Mehl (Type 1050) oder Dinkelvollkornmehl, Haferkleie
Crème fraîche légère (dick oder flüssig) Butter	Pflanzliche Öle: Olive, Walnuss, Haselnuss, Raps etc.
gekochten Schinken und Geflügelschinken Hähnchenfilet und mageres Hackfleisch (5 % Fett i. Tr.) Lachsfiletstücke, Weißfischfilets	Fischkonserven im eigenen Saft oder in Zitrone/Kräutern: Thunfisch, Sardinen, Makrelen
frische Eier	Salz, Pfeffer, Gewürze (u. a. Zimt) und Kräuter, Knoblauch, Zwiebeln und Schalotten.
frisches saisonales Gemüse naturbelassenes Tiefkühlgemüse (Blattspinat, grüne Bohnen etc.) Tiefkühlsuppengemüse	Gemüse und Hülsenfrüchten Natur in Dosen: grüne Bohnen, Palmherzen, Linsen, Kichererbsen etc. getrocknete Hülsenfrüchte: Erbsen, dicke Bohnen, rote und weiße Bohnen, rote Linsen etc.
frisches saisonales Obst Kompott ohne Zucker	geschälte Mandeln, Walnüsse, dunkle Schokolade mit mind. 70 % Kakaoanteil, Kakaopulver ohne Zucker
Zitronen Senf, Kapern und Cornichons	Wein- oder Apfelessig passierte Tomaten, Tomatenmark, geschälte Tomaten in Dose oder Tetrapack
geschnittenes Sauerteigbrot (evtl. tiefgefroren)	Getreideflocken ohne Zucker (Hafer, Quinoa etc.)
Mineralwasser (möglichst ohne Kohlensäure), Tomatensaft	

KAPITEL 3

Mein Zuckerentzug in 3 Wochen

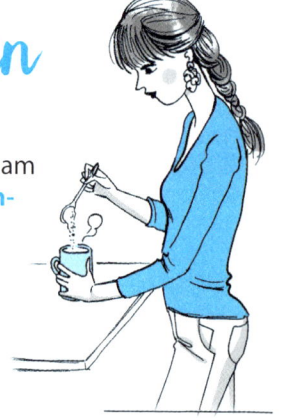

So, nun stehen Sie am Startblock! Weil ein Zuckerentzug kein langsam und stetig fließender Strom ist, begleite ich Sie **durch die nun folgenden drei Wochen.** Und damit sich das Zünglein an der Waage zur richtigen Seite neigt, gebe ich Ihnen meine Ratschläge mit Pro und Kontra und verrate Ihnen alle meine unfehlbaren Tricks. Bald sind zugesetzte und raffinierte Zucker nur noch Erinnerungen aus grauer Vorzeit …

1. Woche

> Raffinierte Kohlenhydrate (Stärke) zu reduzieren, steht als Herausforderung für die zweite Woche an.

Meine drei Goldenen Regeln

❶ Ich esse drei Mahlzeiten am Tag

»Frühstücken wie ein Kaiser, Mittagessen wie ein König und Abendessen wie ein Bettler«: Hinter diesem berühmten Sprichwort verbirgt sich tatsächlich ein Geheimrezept zum Abnehmen, doch passt es nicht recht in unsere moderne Lebensweise. Hauptsache, Sie naschen nicht den ganzen Tag, sondern beschränken sich auf zwei (gesunde!) Snacks.

❷ Wenn ich satt bin, höre ich mit dem Essen auf

Obwohl es ganz selbstverständlich erscheint, ist es wichtig, sich immer wieder an diese Regel zu erinnern. Meiden Sie XXL-Portionen, die Sie dazu verführen, mehr zu essen, als Ihnen guttut, und nehmen Sie sich zum Essen und Genießen Zeit (mindestens 20 Minuten pro Mahlzeit).

❸ Ich trinke Wasser

Wasser ist das einzige Getränk, das man zum Leben wirklich braucht! Wenn Sie stilles nicht mögen, hilft ein Schuss Zitronensaft, oder greifen Sie zu Sprudel.

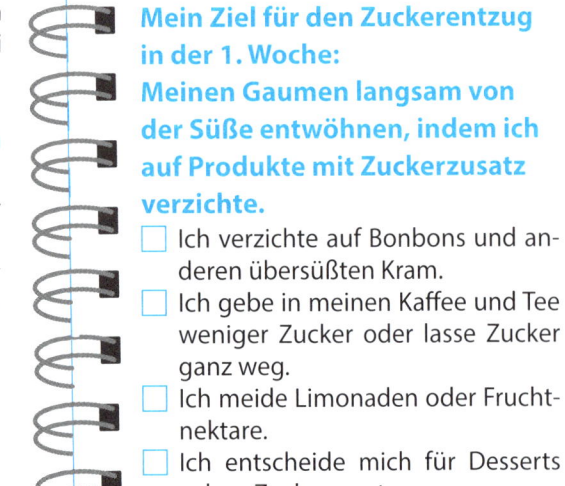

Mein Ziel für den Zuckerentzug in der 1. Woche:
Meinen Gaumen langsam von der Süße entwöhnen, indem ich auf Produkte mit Zuckerzusatz verzichte.

☐ Ich verzichte auf Bonbons und anderen übersüßten Kram.

☐ Ich gebe in meinen Kaffee und Tee weniger Zucker oder lasse Zucker ganz weg.

☐ Ich meide Limonaden oder Fruchtnektare.

☐ Ich entscheide mich für Desserts »ohne Zuckerzusatz«.

Was esse ich morgens?

Lassen Sie das Frühstück nicht weg. Es ist die wichtigste Mahlzeit am Tag. Wer es auslässt, neigt dazu, den Tag über häufiger zu naschen. Wollten Sie das nicht gerade vermeiden?

Genießen Sie ein Getränk, Kaffee, Tee, Kräutertee oder einfach nur heißes Wasser, und reduzieren Sie Zucker auf ein absolutes Minimum.

Verzichten Sie auf Croissants oder gezuckerte Cornflakes und essen Sie stattdessen **ein gutes Landbrot mit Olivenöl und Kräutersalz** oder Vollkornknäckebrot mit Butter und etwas Schnittlauch oder Tomatenscheiben.

Ein **proteinreiches Nahrungsmittel** nicht vergessen: einen Joghurt, einen Quark, eine Scheibe Schinken oder ein Ei etc. Diese Nahrungsmittel sättigen so gut, dass Sie es bis mittags eigentlich ohne Zwischensnack aushalten können, und versorgen außerdem die Muskeln mit Proteinen. Mit anderen Worten: Sie verlieren Fett, aber nicht Muskelmasse.

Essen Sie **am Ende ein Stück frisches Obst,** wenn Sie es morgens so gewohnt sind. (Aber Sie wissen ja: mehr als drei Portionen pro Tag sollten es nicht werden!)

Beispiele für ein leichtes Frühstück mit wenig Zuckerzusatz

Schwarzer Kaffee 2 Scheiben Landbrot mit Butter 1 Naturquark	Roter Früchtetee ½ Schale Getreideflocken ohne Zuckerzusatz mit 1 Naturjoghurt und Erdbeerstückchen	Grüner Tee mit Minze 3 Scheiben Vollkornknäckebrot mit Butter 1 Scheibe gekochter Schinken 1 Kiwi

Stellen Sie sich Ihr Lieblingsfrühstück zusammen:

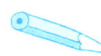

....

....

Mein Mittag -und Abendessen

Ich kann es nicht oft genug wiederholen: Um Heißhunger auf Zucker zu vermeiden, müssen Ihre Mahlzeiten ausgewogen sein.

❶ **Eine Vorspeise:** Setzen Sie auf Rohkost oder Suppe. Sie haben wenig Kalorien und dennoch einen starken Sättigungseffekt.

❷ **Ein Hauptgericht:** Der Gang besteht idealerweise zur Hälfte aus Gemüse, die andere Hälfte setzt sich aus proteinhaltigen Nahrungsmitteln (Fleisch, Fisch, Eier, Tofu) und Getreideprodukten zusammen.

❸ **Ein Dessert:** Denken Sie an frisches Obst oder an Kompott »ohne Zuckerzusatz«. Auch ein kleines Stück Käse (30 Gramm) oder ein anderes Milchprodukt wie Quark oder Joghurt (natürlich alles Natur) ist erlaubt.

Und was ist mit Alkohol?

Manche alkoholischen Getränke enthalten Zucker (Weißwein, Liköre, Cocktails etc.), andere nicht (z.B. Rotwein und Champagner), aber alle sind Kalorienbomben! Zum Beweis: 1 Gramm Alkohol enthält 7 Kalorien, während 1 Gramm Zucker »nur« 4 Kalorien enthält. Seien Sie also vernünftig und lassen Sie alkoholhaltige Getränke während Ihres Zuckerentzugs im Schrank.

> Brot ist erlaubt, wenn Sie morgens die Getreideflocken weglassen – es sei denn, Sie haben 2 Stunden Sport auf dem Programm!

Sieben leckere Menüs: Vielfalt ohne Zuckerzusatz

Im Folgenden sieben Menüs (Mittag- und Abendessen), die mit den Zielen der Woche in Einklang stehen. Starten Sie mit ihnen Ihren Zuckerentzug: einfache Rezepte voller Geschmack. Nicht vergessen: Die Einkaufsliste schreiben!

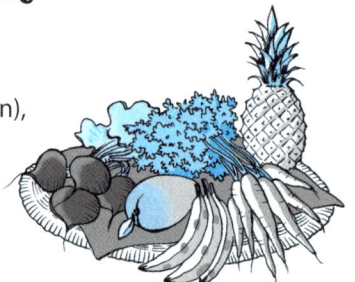

Mein Merkzettel für Entsprechungen

Wenn ich ... nicht mag/bekomme ...	nehme ich eben ...
bestimmtes Gemüse	anderes Gemüse, evtl. tiefgekühlt
bestimmtes Fleisch oder bestimmten Fisch	anderes Fleisch oder anderen Fisch oder 2 Eier oder Tofu
eine Getreideart	anderes Getreide, Hülsenfrüchte oder Kartoffeln
bestimmtes Obst	anderes Obst oder Kompott
ein Milchprodukt	ein anderes Milchprodukt

> **Tipp:**
> Achten Sie auf eine gesunde und leichte Zubereitung: In Dampf gegart, im Ofen, im Bratschlauch oder Backpapier gebacken, in der beschichteten Pfanne gedünstet ...

> **Gut zu wissen:**
> Die Rezepte sind allgemein (wenn nicht anders ausgewiesen) **für 1 Person** ausgelegt. Falls Sie Gäste bzw. Familie haben, multiplizieren Sie die Mengenangaben mit deren Anzahl. Und wenn Ihnen ein bestimmtes Gemüse oder Fleisch, Fisch, Obst oder Getreide nicht zusagt, können Sie es selbstverständlich immer austauschen.

TAG 1

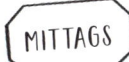

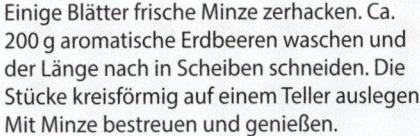

MITTAGS

- Grüner Spargel, Vinaigrette
- Hacksteak mit 5 % Fett im Ofen oder auf dem Grill gegart
- Vollkornnudeln mit Zucchini
- Frischkäse Natur mit 20 % Fett
- Überbackener Apfel mit Zimt

ÜBERBACKENER APFEL MIT ZIMT

Den Backofen auf 200 ° C vorheizen. 1 Apfel schälen, putzen, vierteln und die Stücke in die Mitte eines Stück Backpapiers legen. Mit Zimt bestäuben und ein kleines Stück Butter obenauf legen. Das Päckchen verschließen und 15 Min. im Ofen garen. In dieser Zeit einige gehobelte Mandeln rösten und dann über die Apfelstückchen streuen.

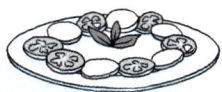

ABENDS

- Tomaten-Mozzarella-Salat mit Basilikum
- Gekochter Schinken ohne Fett
- Dampfgegarte Kartoffeln und grüne Bohnen, gewürzt mit etwas Sesamöl
- Erdbeer-Carpaccio mit Minze

ERDBEER-CARPACCIO MIT MINZE

Einige Blätter frische Minze zerhacken. Ca. 200 g aromatische Erdbeeren waschen und der Länge nach in Scheiben schneiden. Die Stücke kreisförmig auf einem Teller auslegen. Mit Minze bestreuen und genießen.

> Enthält Ihre Vorspeise oder Ihr Hauptgang Käse oder Milch? Dann haben Sie Ihre ganze Dosis Kalzium intus. Mehr brauchen Sie nicht.

Tag 2

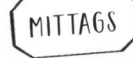

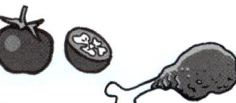

MITTAGS

- Friséesalat mit Walnüssen
- Gebratenes Huhn mit Kräutern
- Basmati-Reis und provenzalische Tomaten
- Quark mit 20 % Fett und ungezuckertes Kompott

PROVENZALISCHE TOMATEN

Den Backofen auf 180 ° C vorheizen. 2 Tomaten halbieren, salzen und in eine Auflaufform legen. 1 Knoblauchzehe schälen, Keim entfernen. Knoblauch hacken. Einige Stängel Petersilie klein hacken. Mit etwas Olivenöl vermischen, salzen und auf den Tomatenhälften verteilen. Einige gemahlene Haselnüsse darüberstreuen, wenig Wasser in die Form geben und die Tomaten ca. 30 Min. garen.

ABENDS

- Suppe aus verschiedenem Gemüse
- Wachsweiches Ei
- Bulgur und gebratener Spinat
- Geeistes Bananenmus

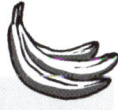

GEEISTES BANANENMUS

Eine vollreife Banane schälen, in Scheiben schneiden, in einem Beutel ins Tiefkühlfach legen und hartfrieren lassen. Dann mit 2 EL Schlagsahne in einen Mixer geben und rasch cremig schlagen. Sofort genießen!

> Wenn Sie Lust auf Brot haben, streichen Sie alle anderen Stärkelieferanten aus dem Menü. Es wäre schade, die am Zucker eingesparten Kalorien durch zu viel Brot oder andere Getreideprodukte wieder hereinzuholen.

Tag 3

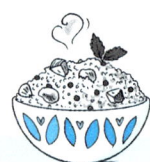

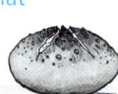

- Salatteller: Romanasalat, Avocado, Kirsch-tomaten, Rohmilchkäse (Comté), Vinaigrette mit Zitrone
- Tajine mit Hühnchen und Gemüse
- Couscous-Grieß
- 2 Kiwis

- Rettich mit Salz
- Kalter Schweinebraten mit Senf
- Blumenkohl mit Béchamelsoße
- Speziell gewürzter Tutti-Frutti-Salat
- 1 bis 2 Scheiben Landbrot

Wussten Sie schon?
Mit Zitrone kann man den Glyx einer Mahlzeit um rund 25 Prozent senken. Beträufeln Sie mit ihr großzügig Ihre Rohkost oder geben Sie einen Schuss Zitronensaft in Ihr Glas Wasser: Das erfrischt und verbessert die Verdauung!

SPEZIELL GEWÜRZTER TUTTI-FRUTTI-SALAT (FÜR 4 PERSONEN)

1 Apfel, 1 Birne, 2 Kiwis, 1 Banane, ½ Mango, 4 Dörraprikosen und einige Erdbeeren in kleine Würfel schneiden. Das Ganze mit einem Schuss Zitrone begießen. Die Kerne einer Vanilleschote, 1 Zimtstange, 2 Anis-sterne und 2 Gewürznelken hinzugeben. ½ Glas Multivitaminsaft darübergießen. Gut mischen und für 1 Std. kühlstellen. Vor dem Servieren Zimt, Anis und Nelken entfernen.

TAJINE MIT HÜHNCHEN UND GEMÜSE (FÜR 4 PERSONEN)

4 Hähnchenschlegel (ohne Haut) in einem Bräter in etwas Öl wälzen und auf einen Teller legen. Eine Zwiebel schälen und in feinste Scheiben schneiden, 2 Zucchini, 1 Aubergine und 3 Möhren putzen und in Stücke schnei-den. Das Gemüse gemeinsam mit den Schle-geln in den Bräter geben, 1 Glas Wasser, 1 TL gemahlenen Kreuzkümmel (Kumin) und 1 TL Gemüsepulver mit Tajine-(oder Couscous-)Gewürz hinzufügen. Salzen und 45 Min. sanft schmoren lassen. Gegen Ende der Garzeit eine Handvoll ganze Mandeln ohne Fett in einer Pfanne rösten und darüberstreuen.

Lust auf Schokolade? Greifen Sie zu, Sie dürfen zwei bis drei Stückchen naschen! Nehmen Sie aber eine ganz dunkle: Je höher der Kakaoanteil, desto weniger Zucker ist enthalten. Das erforderliche Minimum: 70 Prozent. Um Sie intensiver zu schmecken, knabbern Sie in kleinsten Häppchen und lassen sie sich auf der Zunge zergehen. Mmm!

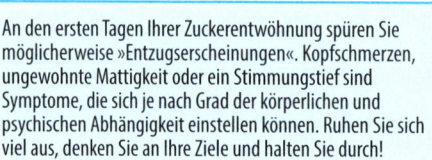

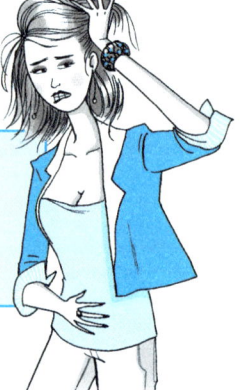

An den ersten Tagen Ihrer Zuckerentwöhnung spüren Sie möglicherweise »Entzugserscheinungen«. Kopfschmerzen, ungewohnte Mattigkeit oder ein Stimmungstief sind Symptome, die sich je nach Grad der körperlichen und psychischen Abhängigkeit einstellen können. Ruhen Sie sich viel aus, denken Sie an Ihre Ziele und halten Sie durch!

Tag 4

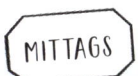

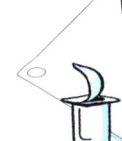

- 1 Grapefruit
- Kalbsschnitzel in der Pfanne
- Rösti aus Zucchini und Kartoffeln
- Quark Natur

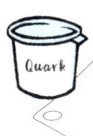

Quark Natur kommt nicht gut an? Essen Sie ihn mit etwas Kompott ohne Zuckerzusatz oder fügen Sie »notfalls« ½ Tütchen Vanillinzucker dazu (die Menge geht in der ersten Entzugswoche gerade noch durch . . .).

ABENDS

- Rucola-Salat mit Pinienkernen
- Thunfisch-Steak gegrillt
- Gemüsepfanne mit Tagliatelle
- Gerührter Joghurt Natur
- Honigmelonensuppe mit Himbeeren

Ist Ihnen Naturjoghurt zu sauer? Bis Sie sich an ihn gewöhnt haben, probieren Sie besonders cremige Joghurts (zum Beispiel griechischen) aus: Sie sind verblüffend mild. Aber Vorsicht: Sie sind ziemlich fett . . . Sie helfen nur, das kritische Kap zu umschiffen!

RÖSTI AUS ZUCCHINI UND KARTOFFELN

1 kleinen Zucchino und 1 Kartoffel (mehlig kochend) waschen, gut abtrocknen und reiben. 1 Schalotte schälen und fein hacken. Alles in eine Salatschüssel geben, salzen, pfeffern und 1 kleines verquirltes Ei hinzugeben. Schnittlauchröllchen hinzufügen, alles gut durchmischen. Die Rösti in der Größe kleiner Pfannkuchen in eine leicht geölte Pfanne setzen und von beiden Seiten braten, bis sie goldgelb und durchgegart sind.

HONIGMELONENSUPPE MIT HIMBEEREN

Aus einer ½ Honigmelone die Kerne mit einem Teelöffel gut ausschaben, dann das Fruchtfleisch von der Melone schneiden. 100 g frische Himbeeren abbrausen. Das Melonenfleisch mit 5 zerhackten Blättern Minze mixen. Das entstandene Püree und die Beeren ca. 1 Std. kalt stellen. Vor dem Servieren das Melonenpüree in eine ansprechende Eisschale gießen, die Himbeeren zugeben und mit frischer Minze garnieren.

Schon 4 Tage seit Beginn Ihres Zuckerentzugs!
Sie sind nicht (zu oft) schwach geworden? Glückwunsch. Sie sind auf einem guten Weg: Ihr abgestumpfter Gaumen, der sich an zu viel Süßes gewöhnt hat, wird allmählich wieder sensibel. Bald werden Sie normalen Kuchen und Eiscreme als (fast) zu süß empfinden. Bleiben Sie weiter dran!

Wussten Sie schon?
Tafelzucker enthält . . . nichts als Zucker Das heißt, dass er weder Proteine noch Vitamine, Fettsäuren oder andere Nährstoffe liefert, die wir für unsere Gesundheit unbedingt brauchen. Daher die Bezeichnung »leere Kalorien«. Noch ein guter Grund, ihn vom Speisezettel zu streichen.

Tag 5

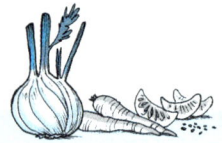

MITTAGS

- Kichererbsensalat mit Kreuzkümmel und Vinaigrette
- Roastbeef mit Senf
- Geschmorter Fenchel
- Frischkäse Natur
- Wassermelonen-Shake

ABENDS

- Gurken-Gazpacho mit Feta und Schnittlauch
- Putenschinken
- Polenta, Soße aus frischen Tomaten mit Pilzen
- Birne

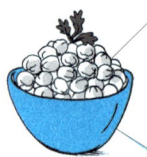

Hülsenfrüchte enthalten pflanzliche Proteine, Ballaststoffe und viel Magnesium. Und sie haben einen niedrigen Glyx. Setzen Sie Hülsenfrüchte zweimal pro Woche auf Ihren Speiseplan.

WASSERMELONEN-SHAKE

Eine schöne Scheibe Wassermelone abschneiden, die Kerne entfernen und die Melone in grobe Stücke schneiden. Mit einem ½ Glas zerstoßenem Eis (oder einigen Eiswürfeln) mixen. Alles 1 Min. lang zerkleinern und in ein Longdrink-Glas schütten. Mit einem Strohhalm genießen.

Wassermelone hat einen hohen Glyx, aber die Wirkung auf den Blutzuckerspiegel bleibt dennoch in einem vernünftigen Maß. Es wäre zu schade, sich Melone im Sommer nicht zu gönnen.

GURKEN-GAZPACHO MIT FETA UND SCHNITTLAUCH

½ Salatgurke schälen, Kerne entfernen und den Rest in Stücke schneiden. In einen Mixer geben, 20 g Feta hinzufügen und zu einer glatten Mischung pürieren. Den Brei in eine kleine Auflaufform gießen und etwas zerbröckelten Feta darüberstreuen. Mit dem zerhackten Schnittlauch garnieren. Gut gekühlt genießen.

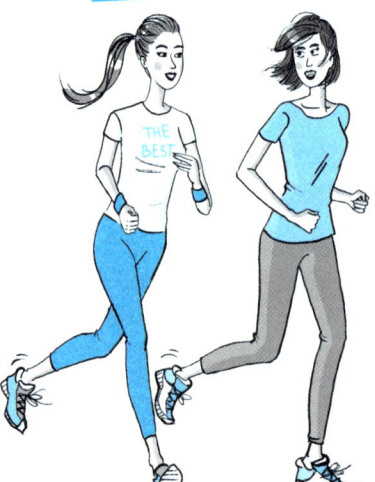

Sie gehen wie die Löwin im Käfig in der Küche auf und ab und spähen nach der Bonbon-Dose? Zeit, dem Druck auch mal nachzugeben! Gönnen Sie sich etwas Schokolade mit 70 Prozent Kakaoanteil und genießen Sie jedes Stück ganz bewusst! Dann schauen Sie zu, dass Sie auf andere Gedanken kommen: Gehen Sie spazieren, rufen Sie eine Freundin oder einen Freund an … Und wenn Sie wieder schwach werden, gehen Sie nicht zu streng mit sich ins Gericht: Akzeptieren Sie, dass Sie an manchen Tagen umfallen. Hauptsache Sie stehen möglichst schnell wieder auf.

Tag 6

MITTAGS

- Rote-Bete-Salat, Vinaigrette
- Putenbraten aus dem Ofen
- Gedämpfte grüne Bohnen mit 1 wahlnuss-
  großen Stück zerlassener Butter
- Camembert
- Gebackene Banane in der Schale
- 1 Scheibe Landbrot

ABENDS

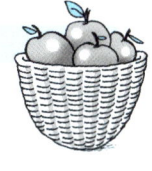

- Kürbissuppe
- Harte Eier
- Ratatouille mit Vollkornreis
- 1 Apfel

> Apfel ist reich an Pektinen, löslichen Ballaststoffen, die im Magen aufquellen und ein Gel bilden. Ergebnis: Ein Apfel hat mit nur 80 bis 90 Kalorien einen guten Sättigungseffekt!

GEBACKENE BANANE IN DER SCHALE

Backofen auf 180 °C vorheizen. Banane mit Schale waschen und ca. 15 Min. im Ofen garen: Die Schale wird pechschwarz. Zum Essen auf ganzer Länge durchschneiden. Für Leckermäuler (das sind Sie doch sicher): Garnieren Sie sie mit Raspeln (Sparschäler) dunkler Schokolade und lassen Sie es sich richtig schmecken.

RATATOUILLE (FÜR 4 PERSONEN)

500 g vollreife Tomaten waschen, putzen und in Stücke schneiden. 1 geschälte Zwiebel und 2 Paprika (1 rote und 1 gelbe) fein würfeln. 2 geschälte Knoblauchzehen fein hacken. In einem Bräter Zwiebel und Paprika mit 2 TL Olivenöl andünsten. Die Tomaten, Knoblauch, 2 Blätter Lorbeer und 1 Zweig Thymian zugeben. Salzen, pfeffern und 45 Min. bei schwacher Hitze schmoren lassen. Etwa 20 Min. vor Ende der Garzeit 2 Zucchini und 1 Aubergine waschen, putzen und in Stücke schneiden. In einer Pfanne mit 2 TL Olivenöl anbraten, bis sie zart sind, und sie in den Bräter geben. Alles verrühren und noch 10 bis 12 Min. mitköcheln lassen, gegebenenfalls nachwürzen und servieren.

Nährwert-Quiz

Welche Frucht enthält am wenigsten Zucker: Apfel, Erdbeere oder Birne?

Antwort: die Erdbeere

Welches Gemüse enthält am meisten Kohlenhydrate: Rote Bete, Karotte oder Schwarzwurzel?

Antwort: Schwarzwurzel

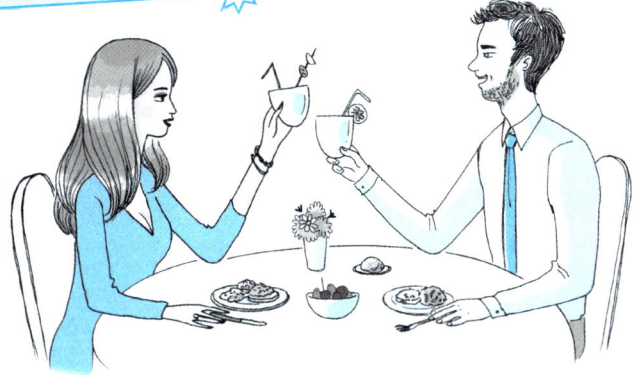

Tag 7

Reicht Ihnen ein Gang plus Dessert?
Lassen Sie die Vorspeise weg, achten Sie aber
auf die Zusammenstellung der Hauptspeise:
Die Hälfte sollte aus Gemüse, ein Viertel aus
Fleisch, Fisch oder Eiern und ein Viertel aus
einem Getreideprodukt oder Kartoffeln
bestehen.

• Gemischter Salat: Tomaten, rote oder grüne
  Paprika, frische rote Zwiebeln, Hähnchen-
  brust in kleinen Würfeln, Reis, Mais,
  Greyerzer, Vinaigrette.
• Birne mit Pistazien im Glas

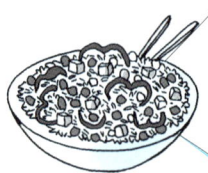

Gemischte Salate ergeben ein vollwertiges
Gericht, wenn Proteine (Eier, Thunfisch,
Schinkenwürfel etc.), Rohkost oder Gemüse
und Getreideprodukte (Reis, Weizen, Quinoa
etc.) oder Kartoffeln enthalten sind. Achten Sie
darauf, nicht alles in Vinaigrette zu ertränken!

BIRNE MIT PISTAZIEN IM GLAS

1 Williams-Christ-Birne (vollreif, weil grüne
Birnen völlig geschmacklos sind) schälen, in
kleine Würfel schneiden und diese in ein Glas
geben. 1 EL griechischen Naturjoghurt
darübergeben und mit grob
zerstoßenen Pistazien bestreuen.

Noch ein kaltes Gericht für einen
Vorgeschmack auf den Sommer!
• Echter Nizza-Salat
• Quark Natur
• ¼ Ananas
• 2 Scheiben Landbrot

ECHTER NIZZA-SALAT (FÜR 4 PERSONEN)

4 Eier hart kochen, schälen und auskühlen
lassen. Thunfisch im eigenen Saft aus einer
Dose zerbröckeln. 1 schönen (Blatt-, Frisée-,
Römer- etc.)Salat waschen und in mundge-
rechte Stücke zerpflücken. 4 Frühlingszwie-
beln, 1 Gurke und 4 schöne vollreife Tomaten
waschen und in kleine Stücke schneiden.
Einige Blätter Basilikum gründlich abspülen
und zerhacken. Das Ganze in eine Salatschüssel geben, einige kleine schwarze Oliven
(große schmecken oft fad!), etwas Salz und
Pfeffer aus der Mühle hinzufügen, durchmischen, mit Olivenöl übergießen und
servieren.

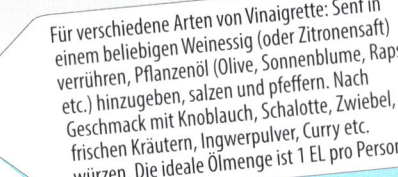

Für verschiedene Arten von Vinaigrette: Senf in
einem beliebigen Weinessig (oder Zitronensaft)
verrühren, Pflanzenöl (Olive, Sonnenblume, Raps
etc.) hinzugeben, salzen und pfeffern. Nach
Geschmack mit Knoblauch, Schalotte, Zwiebel,
frischen Kräutern, Ingwerpulver, Curry etc.
würzen. Die ideale Ölmenge ist 1 EL pro Person.

Zeit für eine Bilanz Ihrer ersten Woche »ohne Zucker«
Haben Sie durchgehalten? Bravo! Sind Sie auf Schwierig-
keiten gestoßen (schwach geworden)? Werfen Sie jetzt
nicht das Handtuch. Ich bin sicher, dass Ihr Zuckerkonsum trotzdem deutlich zurückgegangen ist. Sie
werden es schaffen. Ich unterstütze Sie weiter dabei!

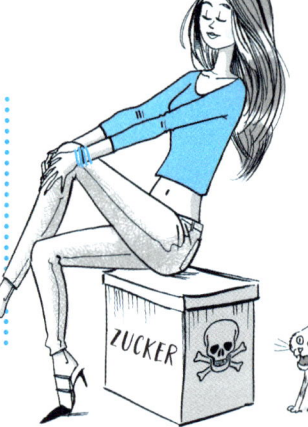

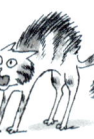

2. Woche

Der Einstig in das Abenteuer »Zuckerentzug« liegt schon eine Woche zurück. Spüren Sie erste Effekte? Lässt die Spannung an den Hosen nach? Sind Sie nach dem Aufstehen in besserer Form? Alles ein gutes Zeichen! Los geht's in die zweite Woche!

Was esse ich morgens?

Fahren Sie morgens weiterhin den Kurs der vorigen Woche. Aber schalten Sie einen Gang hoch: Lassen Sie Brötchen und Baguette konsequent weg! Greifen Sie stattdessen zu Vollkornbrot aus Sauerteig oder Knäckebrot mit etwas Butter. Essen können Sie auch Müsli ohne Zuckerzusatz oder in der kalten Jahreszeit einen Porridge aus zarten Dinkel- oder Haferflocken, den Sie kurz mit etwas Dinkeldrink köcheln lassen und dann mit Zimt bestäubt warm genießen.

Mein Ziel »Null-Zucker« in der zweiten Woche: Weg mit raffinierten Getreideprodukten!

☐ Statt Weißbrot setzte ich auf Vollkornbrot aus Sauerteig.
☐ Ich greife möglichst oft zu Vollkorngetreideprodukten oder solche mit einem Glyx von unter 50.

Und Zucker meiden Sie natürlich weiterhin!

Beispiele für Frühstücke ohne Zuckerzusatz und raffinierte Stärke

Schwarzer Kaffee	Tee mit Zitrone	Grüner Tee mit Minze
2 Scheiben Vollkornbrot	½ Schale Müsli ohne Zucker	3 Scheiben Vollkornknäckebrot
Butter	+ 1 gerührter Naturjoghurt	Butter
1 Quark Natur	+ 1 Handvoll Erdbeeren	1 weiches Ei

Stellen Sie sich Ihr Lieblingsfrühstück zusammen:

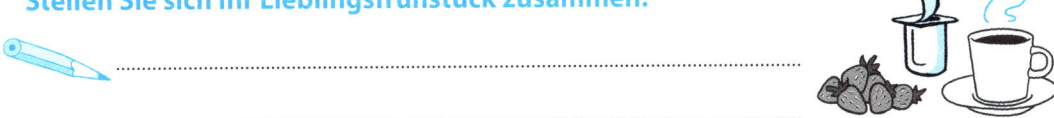

....

....

Meine Mahlzeiten

Stellen Sie Ihre Hauptmahlzeiten wie in der vorherigen Woche zusammen und wählen Sie stets aus:
1. Gemüse, als Rohkost oder gekocht
2. Ein proteinhaltiges Nahrungsmittel: mageres Fleisch, Fisch, Eier, Schinken, Soja
3. Ein Getreideprodukt oder Brot
4. Ein Milchprodukt: Käse, Joghurt oder Quark Natur oder ein Produkt mit Milch
5. Ein Stück Obst, roh oder gekocht.

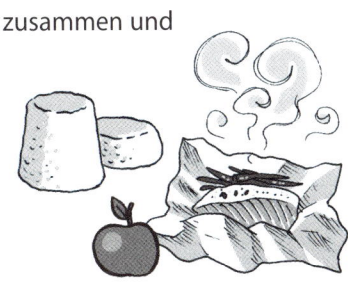

Das Geheimrezept für eine schlanke Linie liegt darin, die richtigen stärkehaltigen Produkte zu wählen, um Ihr Ziel zu erreichen.

Anstatt auf …	setze ich lieber auf …
Toast- oder Weißbrot	Vollkornbrot aus Sauerteig
gewöhnlichen weißen Reis	Basmati- Vollkorn- oder Wildreis
helle Hörnchen-Nudeln	Vollkornspaghetti
Weißgrieß	Vollkorngrieß oder Bulgur
dampfgegarte Kartoffeln	Süßkartoffeln

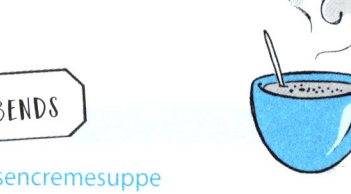

Nicht zu vergessen die Hülsenfrüchte oder auch Quinoa, Buchweizen, Gerste …

Meine Mahlzeiten ohne Zucker und raffiniertes Getreide

Auf geht's in die zweite Etappe Ihres Zuckerentzugs. Falls die erste Woche etwas holprig verlief, keine Sorge: In dieser Woche läuft es wie auf Rädchen!

Tag 1

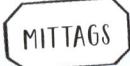

- ½ Grapefruit
- Kabeljaufilet in Brühe
- Vollkornreis und gedämpfter Fenchel
- Bulgarischer Naturjoghurt

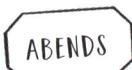

- Erbsencremesuppe
- Weiches Ei und Vollkornbrotschnittchen
- Grüner Salat mit Greyerzer, Vinaigrette
- Obst nach Saison

GEDÄMPFTER FENCHEL

1 Fenchelknolle waschen, längs halbieren und Strunk entfernen. Den Fenchel in Streifen schneiden. In einer Bratpfanne mit etwas Öl anbräunen, 1 EL Weißwein und 2 EL Wasser hinzugeben. Salzen, pfeffern und mit 1 Zweig Thymian würzen. Zugedeckt ca. 15 Min. bei schwacher Hitze garen, bis der Fenchel schön zart ist.

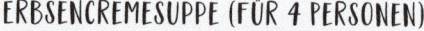

ERBSENCREMESUPPE (FÜR 4 PERSONEN)

250 g Spalterbsen waschen, 1 Std. einweichen und 30 Min. in 1 l Wasser mit 1 Würfel Gemüsebrühe im Schnellkochtopf garen. In dieser Zeit 2 Karotten, 2 Zwiebeln und 1 Knoblauchzehe schälen und putzen. 1 Stange Staudensellerie waschen und putzen. Das Gemüse in kleine Stücke schneiden und mit 1 EL Öl anbraten. Salzen, pfeffern und Thymian sowie Lorbeer zugeben. Dann die Erbsen mit etwas Brühe hineinschütten und 20 Min. bei schwacher Hitze köcheln lassen. Gewürze entfernen, Suppe pürieren und 250 ml Milch zugeben.

Tag 2

MITTAGS

- Geriebene Möhren, Vinaigrette mit Zitrone
- Gebratene Entenfilets
- Buchweizen-Risotto mit Champignons
- Quark Natur

Wie kocht man Produkte aus alten Getreidesorten?
Kamut, Dinkel, Buchweizen ... Machen Sie diese seltsamen Getreide ratlos (»Sieht aus wie Vogelfutter«)? Einfach nur garen: in Wasser kochen und als Salat anrichten, in der Suppe als Einlage kochen, als Risotto kochen etc. Sie müssen nur die (jeweils verschiedene) Garzeit auf der Packung beachten.

ABENDS

- Gemischter Salat: Blattsalat, Radieschen, Kirschtomaten und Avocado
- Kochschinken ohne sichtbares Fett
- Vollkornspaghetti *al dente*
- Apfelkompott ohne Zucker

Um Nudeln *al dente* zu kochen (und damit ihren Glyx zu reduzieren) verringern Sie die angegebene Kochzeit um 1 oder 2 Min. Die Nudeln werden gar, behalten aber Biss.

BUCHWEIZEN-RISOTTO MIT CHAMPIGNONS

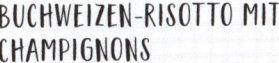

1 Schalotte schälen und klein schneiden. ½ Glas Buchweizenkörner durchspülen. Die Schalotte mit etwas Öl in einer Kasserolle goldbraun braten und den Buchweizen hineingeben. Mit ca. 250 ml Wasser übergießen, salzen und Thymian und Lorbeer hinzufügen. Ca. 20 Min. bei schwacher Hitze köcheln lassen. Von Zeit zu Zeit umrühren. (Nach Bedarf etwas Wasser nachgießen.) In der Zwischenzeit einige Champignons putzen, in dünne Scheiben schneiden und in einer beschichteten Pfanne mit etwas Öl andünsten. Thymian und Lorbeer aus dem Buchweizen entfernen, die Champignons einrühren, einen TL Crème légère dazugeben und mit gehackter Petersilie garnieren.

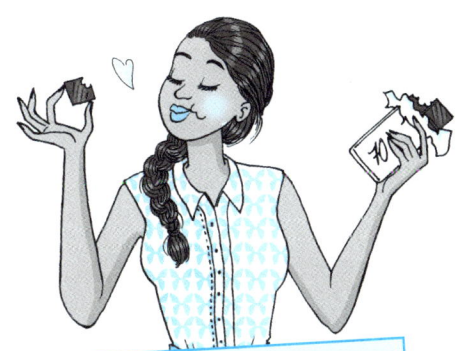

Ich schaffe es nicht. Ich knicke ein!
Jeder Entzug durchläuft schwierige Phasen. Einbrüche sind auf Durststrecken normal. Um jeden Exzess – und die damit einhergehenden Schuldgefühle – zu vermeiden, lindern Sie ein wenig den Frust: Lassen Sie sich von Zeit zu Zeit eine kleine Süßgkeit schmecken und genießen Sie diese ganz bewusst. Sie dient als »Überdruckventil«. So überstehen Sie den Entzug gelassener und leichter ... Immerhin ist Zucker keine harte Droge. Und allergisch sind Sie auch nicht. Entscheidend ist nur, dass Sie bei den Mengen und der Häufigkeit nicht zu sehr über die Stränge schlagen.

Tag 3

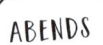

- Tomatensalat
- Putenrolle mit Ziegenkäse und getrockneten Tomaten
- Sellerie (tiefgekühlt)
- Becher mit roten Früchten: Himbeeren, Erdbeeren, Schwarze Johannisbeeren, Heidelbeeren etc.
- 1 bis 2 Scheiben Vollkornbrot aus Sauerteig

> Reich an Ballaststoffen und Geschmack, haben rote Früchte besonders wenig Kohlenhydrate und Kalorien. Setzen Sie sie öfter auf Ihren Speiseplan!

PUTENROLLE MIT ZIEGENKÄSE UND GETROCKNETEN TOMATEN

Ein extradünn geschnittenes Putenschnitzel auf einen Teller legen. 2 dünne Stücke Ziegenrolle (nebeneinander) in die Mitte legen und 2 getrocknete Tomaten darauf drapieren. Schwach salzen, pfeffern und das Schnitzel zusammenrollen. (Darauf achten, dass die Füllung ganz umschlossen wird.) Fest in eine hitzebeständige Folie einwickeln und die Seiten mit Küchengarn zuschnüren. Das Schnitzel 20 Min. in einer Kasserolle in Wasser kochen, abtropfen lassen und aus seiner Zwangsjacke befreien. Mit etwas Öl in einer Pfanne goldbraun braten.

ABENDS

- Quinoa-Salat libanesisch (Tabouleh)
- 2 Spiegeleier
- Grüner Salat, Vinaigrette
- Obstsalat nach Saison

QUINOA-SALAT LIBANESISCH (TABOULEH)

50 g Quinoa nach Packungsangabe in siedendem Salzwasser 15 bis 20 Min. garen, abtropfen und auskühlen lassen. Inzwischen 1 Tomate und ¼ Salatgurke putzen und alles in kleine Würfel schneiden. ¼ rote Zwiebel schälen und klein hacken. 3 bis 4 Oliven in kleine Stücke zerschneiden. Quinoa mit dem Gemüse in einer Salatschüssel vermischen, einen Schuss Zitronensaft und die Oliven hinzugeben. Salzen, pfeffern und für 1 Std. kühl stellen.

Zum Kochen fehlt mir die Zeit!
Sie kommen spät von der Arbeit nach Hause? Steigen Sie an Tagen, an denen Ihnen die Zeit zwischen den Fingern zerrinnt, einfach auf andere Menüs um: Essen Sie statt Quinoa-Salat zum Beispiel 2 Scheiben Vollkornbrot, Spiegeleier, einen frischen Salat (vorbereitet in exakt 5 Minuten), ein Stück Käse und ein Stück saisonales Obst zum Nachtisch.

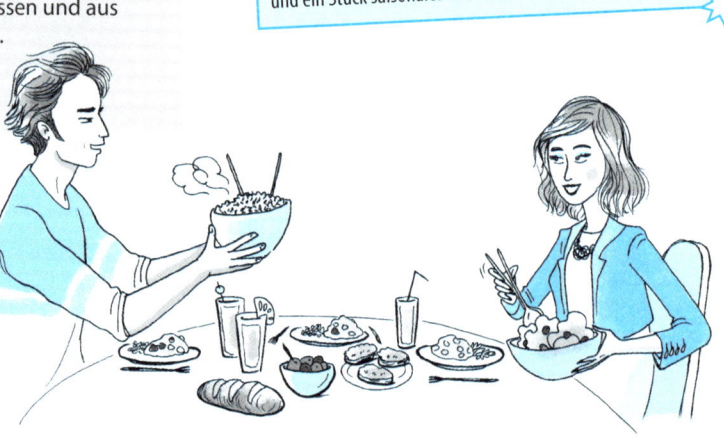

Tag 4

- Vollkornreissalat, Surimi, Feta, Salatgurke, Vinaigrette
- Hähnchenschnitzel mit Champignons
- Dampfgegarter Spinat mit Crème fraîche légère
- Ananas-Granita

- Chicorée-Salat mit Walnuss
- ¼ Lauch-Quiche
- Quark Natur mit Apfelkompott ohne Zucker

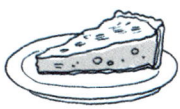

Warum sind handelsübliche Eiscremes, Sorbets und Granitas immer besonders süß?

Eiscreme wird immer mehr Zucker zugesetzt als Fruchtjoghurt oder anderen Milchprodukten, weil die Kälte die Geschmacksknospen betäubt: Mit entsprechend mehr Zucker erreicht die Industrie das gleiche Geschmackserlebnis an Süße. Stellen Sie hausgemachte Eiscremes und Sorbets mit süßen (voll ausgereiften) Früchten her und lassen Sie sich das Eis für maximalen Geschmack langsam auf der Zunge zergehen!

LAUCH-QUICHE (FÜR 4 PERSONEN)

Den Teig vorbereiten: 150 g Vollkornmehl, 1 Prise Salz und 75 g Butter in kleinen Stücken in eine Schüssel geben. Mit den Fingerspitzen alles gut durchkneten und nach und nach ½ Glas Wasser zufügen, bis eine kompakte Kugel entsteht, die nicht zu klebrig, aber auch nicht zu bröselig ist. 1 Std. kalt stellen. Inzwischen von 2 Lauchstangen die Wurzel abschneiden, gelbe oder welke Stellen entfernen. Den Lauch waschen und in Scheiben schneiden. Dann ca. 15 Min. bei schwacher Hitze in einem Topf in wenig Wasser mit 2 EL vollfetter Crème fraîche garen, bis der Lauch ganz zart ist. Salzen und pfeffern.
Den Backofen auf 180 ° C vorheizen. Den Teig ausrollen und eine Backform damit auskleiden. Mit einer Gabel ein paar Mal einstechen. In einer Schüssel 3 Eier mit 1 Glas Milch und etwas Salz verquirlen. Den Lauch in die Form schütten und mit der Eiermasse übergießen. Mit Ziegenkäsestückchen bestreuen und für 45 Min. im Ofen backen.

ANANAS-GRANITA

Aus 1 richtig reifen, süßen Ananas ca. 200 g Fruchtfleisch entnehmen und im Mixer zu einer glatten Mousse pürieren. Auf einen Teller gießen und ins Tiefkühlfach stellen. Alle 15 Min. mit einem Schneebesen aufschlagen, sodass kleine Eissplitter entstehen. Wenn die Masse fester geworden ist, in einem Glas servieren und mit einem Teelöffel genießen.

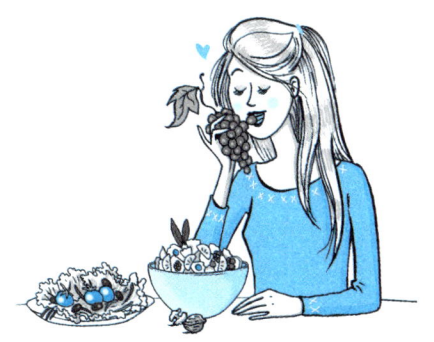

Tag 5

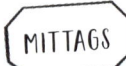 MITTAGS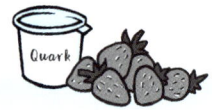

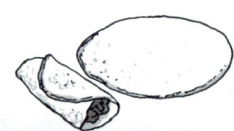 ABENDS

- Artischocken-Fonds, Vinaigrette
- Gebratenes Kalbsschnitzel
- Kleiner Flan aus Süßkartoffeln mit grünem Salat und Vinaigrette
- Quark mit Erdbeerstückchen

- Friséesalat, Lachsschinkenstreifen und geröstete zerstoßene Nüsse, Vinaigrette
- Buchweizenpfannkuchen
- Fruchtkompott ohne Zucker

KLEINER FLAN AUS SÜßKARTOFFELN (FÜR 4 PERSONEN)

500 g Süßkartoffeln schälen und 10 Min. dampfgaren. Den Backofen auf 180 ° C vorheizen. Die Süßkartoffeln mit 3 Eiern und 150 bis 200 ml Kokosmilch vermischen. Salzen, pfeffern und mit einer Prise Paprikapulver (je nach Geschmack scharf oder edelsüß) würzen. Die Mischung in vier Backschälchen verteilen und 15 Min. im Ofen garen.

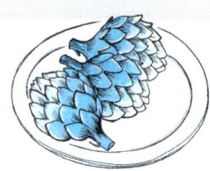

BUCHWEIZENPFANNKUCHEN (6 STÜCK)

200 g Buchweizenmehl (dunkel) mit 1 Ei und 1 TL grobes Salz vermischen. Schrittweise 500 ml Wasser so einrühren, dass keine Klumpen entstehen, dann für 1 Std. kühl stellen. Nach Bedarf Wasser dazugeben (der Teig muss in einem Band fließen) und wie Pfannkuchen backen: Eine beschichtete Pfanne mit einem Pinsel ausfetten, einen Schöpflöffel Teig hineingießen. Stocken lassen und Zutaten nach Wahl dazugeben: Kochschinken, Scheiben Lachsschinken, Käse (gerieben oder Ziege etc.), Pilze … Den Pfannkuchen an vier Seiten einschlagen, wenden und 3 bis 4 Min. von der anderen Seite garen. Danach ein kleines Stück schwach gesalzene Butter darübergeben. Den Rest des Teigs entsprechend zu Pfannkuchen backen.

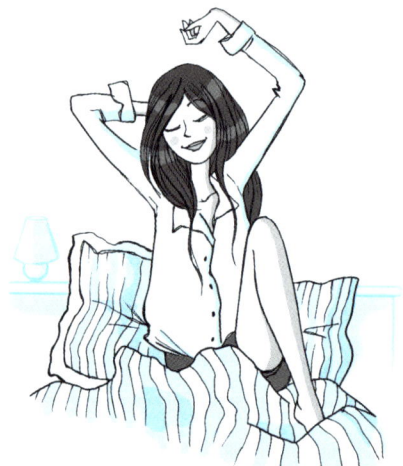

Gut schlafen, um Zuckergelüste besser im Griff zu haben
Damit der Heißhunger und der Antrieb, ständig zum Kühlschrank zu gehen, nicht übermächtig werden, ist gesunder Schlaf entscheidend: Denn sind Sie übermüdet, ist die Zuckerlust viel stärker. Gehen Sie also früher zu Bett, hören Sie sanfte Musik vor dem Schlafengehen und/oder nehmen Sie ein Entspannungsbad. Gönnen Sie sich auch gegebenenfalls im Tagesverlauf ein paar erholsame Nickerchen (höchstens 20 Minuten, längere Siestas können nach dem Erwachen auch wieder Heißhunger auf Süßes auslösen).

Tag 6

- Grüner Spargel, Vinaigrette
- Hacksteak mit 5 Prozent Fett mit Senf
- Zucchini mit Curry im Wok und Dinkel-Bulgur
- 1 Birne

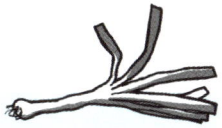

- 1 Schale Gemüsesuppe mit Pistou (Basilikum und Knoblauch)
- Naturjoghurt mit Pfirsichstückchen

Eine Gemüsesuppe mit Pistou wird als Eintopfgericht gegessen: Von einem Teller werden Sie gut satt. Die Vorbereitung dauert einige Zeit, lohnt sich aber auf jeden Fall.

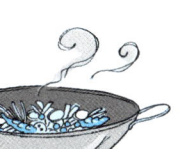

ZUCCHINI MIT CURRY IM WOK

1 Zucchino putzen und in Scheiben schneiden. 1 TL Sonnenblumenöl in einen Wok geben und die Scheiben hineinlegen. 2 bis 3 Min. bei starker Hitze unter ständigem Rühren anbraten. Salzen, mit Currypulver bestäuben und 50 ml Kokosmilch dazugeben. Hitze reduzieren und weitere 10 Min. köcheln, bis die Zucchinischeiben fast durchgegart sind. Ganz heiß servieren!

Ratschlag fürs Einkaufen:
Greifen Sie lieber zu Hacksteak mit 5 anstatt 15 Prozent Fett: Damit sparen Sie über 100 Kalorien. Ihre Figur wird es Ihnen danken.

GEMÜSESUPPE MIT PISTOU (FÜR 6 PERSONEN)

Am Vorabend 150 g Weiße Bohnen und 150 g Kidneybohnen einweichen. 6 Möhren, 200 g grüne Bohnen und 1 Stange Lauch putzen und in kleine Stücke schneiden. 1 Zwiebel schälen und fein schneiden. 3 l Wasser mit 200 g gewürfeltem Schweinebauch in einem großen Topf zum Kochen bringen (Schaum regelmäßig abschöpfen), salzen, pfeffern und Gemüse sowie Hülsenfrüchte dazugeben. 1 Std. 30 Min. bei schwacher Hitze köcheln lassen. Inzwischen den »Pistou« vorbereiten: 3 Tomaten für einige Sekunden in kochendes Wasser eintauchen, Haut abziehen, Tomaten in Stücke schneiden, in ein Sieb geben und überschüssige Flüssigkeit abtropfen lassen. 4 große Knoblauchzehen schälen, Keim entfernen und die Zehen zerhacken. 1 Bund Basilikum waschen und klein hacken. In einem Mörser Knoblauch, Basilikum mit 50 g geriebenem Parmesan zerstoßen, bis alles eine feine Masse ergibt. Die Tomaten dazugeben und weiter zerkleinern. (Die Arbeit ist hart, aber das Ergebnis lohnt sich!) Dann schrittweise 6 EL Olivenöl einträufeln. Beiseitestellen. In den Kochtopf 2 fein gewürfelte Zucchini und 4 Handvoll Hörnchen aus Vollkornweizen geben. Alles in der siedenden Suppe garen lassen bis die Nudeln al dente sind. Vor dem Servieren den Pistou dazugeben … und es sich richtig schmecken lassen!

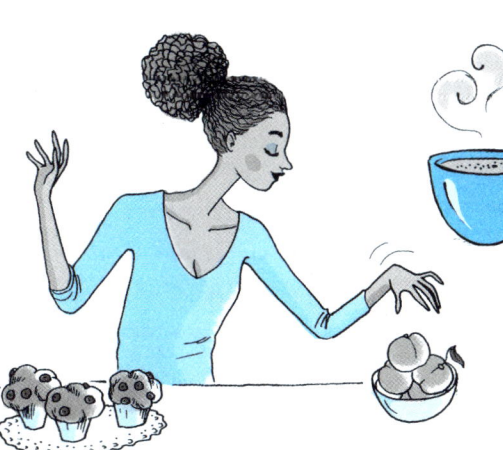

Tag 7

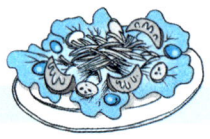

- Tomatensalat, Parmesanraspeln, Olivenöl und Fleur de Sel
- Gebratenes Hähnchen
- Vollkornbasmatireis und Brokkoli-Pfanne
- Frischer Obstsalat

> Obstsalat ist allseits beliebt: lecker und erfrischend … und besonders leicht. Nutzen sie vollreife Saisonfrüchte, die problemlos ohne zusätzlichen Zucker auskommen.

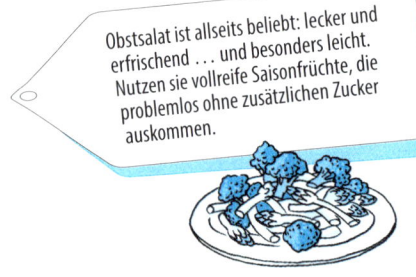

BROKKOLI-PFANNE

Ein Drittel der Stängel von einem Brokkoli-strunk entnehmen, waschen und im Dampf bissfest garen. ½ Zwiebel schälen, fein schneiden und in einer Pfanne mit 1 TL Öl goldgelb anbraten. Den Brokkoli mit 1 TL Sojasoße dazugeben und 5 Min. bei schwacher Hitze garen. Sesamkörnchen fettfrei in einer beschichteten Pfanne rösten, über den Brokkoli streuen und servieren.

Mit der Verwertung von Resten können Sie richtig sparen. Wenn der Kühlschrank überquillt, räumen Sie ihn für eine Mahlzeit aus: Nehmen Sie die Rohkost aus dem Gemüsefach und verarbeiten Sie sie zu einem gut abgestimmten frischknackigen Mischsalat! Das Gleiche gilt für Reste an gegartem Gemüse: Nutzen Sie sie zum Beispiel für Omelette.

- Salat aus dem Kühlschrank (Gurke, Tomate, Paprika etc.), weiße Käsesoße mit Minze
- Omelette aus Resten (Brokkoli, Zucchini, Lauch etc.)
- Gerührter Naturjoghurt und Kompott ohne Zucker
- 1 bis 2 Scheiben Vollkornbrot

WEIBE KÄSESOßE MIT MINZE

50 g Quark Natur mit einem TL Zitronensaft und 1 TL Rapsöl vermischen. Salzen, pfeffern und einige gewaschene und zerkleinerte Blätter Minze zugeben.

Die zweite Etappe Ihres Zuckerentzugs ist geschafft! Ziehen Sie Ihre Bilanz …

☐ Sie haben gut durchgehalten: Nirgendwo Zucker zugesetzt und keine raffinierten Getreideprodukte zu sich genommen. Hut ab!

☐ Sie haben den Zucker reduziert, aber doch nicht ganz auf ihn verzichten können: Sie kennen Ihre kleinen Schwächen. Jetzt geht es darum, zu zeigen, dass Sie doch stärker sind!

☐ Sie sind schwach geworden … Mal beim zugesetzten Zucker und mal bei raffinierten Getreideprodukten: Denken Sie positiv. Sie sind auf einem guten Kurs, aber der Weg ist länger als vorgesehen.

3. Woche

Die letzte Woche ist gekommen. Lassen Sie sich vor allem jetzt nicht hängen! Nach zwei Wochen Mühe kann der Wille schon mal erlahmen … aber Sie haben das Härteste hinter sich, jetzt auszusteigen wäre schade. Auf geht's, Sie haben den Mund nicht zu voll genommen – auch nicht im wörtlichen Sinn!

Was esse ich morgens?
Bleiben Sie bei dem, was Sie in der zweite Woche gegessen haben, vor allem, wenn Sie auf Vollkornbrot umgestiegen sind! Falls Sie Abwechslung brauchen, im Folgenden einige Ideen.

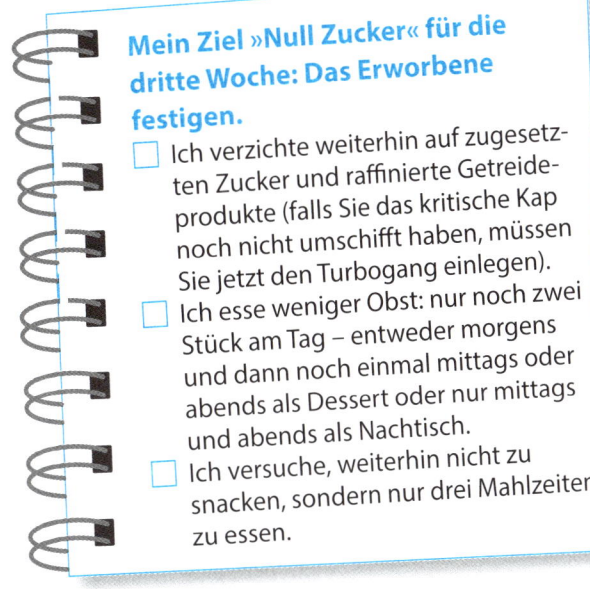

Mein Ziel »Null Zucker« für die dritte Woche: Das Erworbene festigen.

☐ Ich verzichte weiterhin auf zugesetzten Zucker und raffinierte Getreideprodukte (falls Sie das kritische Kap noch nicht umschifft haben, müssen Sie jetzt den Turbogang einlegen).

☐ Ich esse weniger Obst: nur noch zwei Stück am Tag – entweder morgens und dann noch einmal mittags oder abends als Dessert oder nur mittags und abends als Nachtisch.

☐ Ich versuche, weiterhin nicht zu snacken, sondern nur drei Mahlzeiten zu essen.

Frühstück ohne Zuckerzusatz und raffinierte Stärke

Kaffee mit Milch 2 Scheiben Roggenvollkornbrot Butter 1 Scheibe Schinken	Matcha-Tee ½ Schale Haferflocken und Quinoa + Quark + 1 Orange	Kräutertee 3 Scheiben leichtes Vollkornknäckebrot Scheibenkäse + Möhrenstifte

Meine Mahlzeiten
Die vorgeschlagenen Menüs für diese Woche sind ähnlich zusammengestellt wie die der vorangegangenen (siehe Seite 47) – mit dem Ziel, gesunde Gewohnheiten anzunehmen. Diese neue Art der Ernährung sollte Ihnen idealerweise in Fleisch und Blut übergehen. Dann sind Ihre Anstrengungen nachhaltig erfolgreich.

Matcha ist ein zu Pulver vermahlener Grüntee, der besonders reich an Antioxidantien ist. Deswegen gilt er als der »Rolls-Royce« unter den grünen Tees. Sein Geschmack ist allerdings ein wenig gewöhnungsbedürftig – probieren Sie es aus!

Die Zeit für sich arbeiten lassen …
Sich umzugewöhnen braucht Zeit: Manchmal dauert es mehrere Wochen, bis sich eine gesunde Ernährung etabliert hat. Diese Woche verlange ich keine zusätzlichen Anstrengungen, damit sich Ihr Gaumen nachhaltig an das niedere Niveau an Süße gewöhnt und mit Vollkorngeschmack besser vertraut wird.

Meine Menüs ohne Zucker und raffinierte Stärke (noch immer und vielleicht für immer)

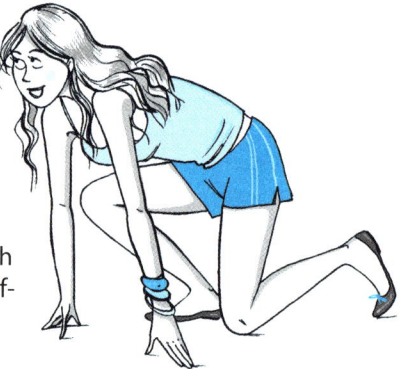

Die letzte Startlinie vor dem Ziel. Jetzt geht es ums Ganze! Denken Sie als Ansporn an Ihre Figur, die sich nach zwei zuckerlosen Wochen sicher verbessert hat ... Und heften Sie sich Ihre Ziele in der Küche an den Vorratsschrank.

Tag 1

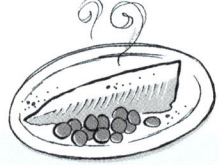

MITTAGS

- Chicorée-Salat mit Rohmilchkäse, Vinaigrette
- Forellenfilet mit Mandeln
- Dinkel-Bulgur und Butterböhnchen
- 1 Birne

ABENDS

- Rotkohl in feinen Steifen, Vinaigrette
- Schweinebraten im Ofen
- Vollkornreis und Tomaten provenzalische Art mit Nüssen (siehe Seite 41).
- Mango-Lassi

FORELLENFILET MIT MANDELN

In einer Pfanne ein Forellenfilet mit 1 TL Pflanzenöl bei mittlerer Hitze schmoren lassen. Salzen und pfeffern. Bei halber Garung wenden. In dieser Zeit in einer anderen Pfanne 1 EL geschälte Mandeln rösten. Das Filet mit den gerösteten Mandeln garniert servieren.

MANGO-LASSI

½ vollreife Mango schälen und in Stücke schneiden. Mangostücke mit 1 Naturjoghurt, 2 EL Milch und 3 Eiswürfeln in einen Mixer geben und alles zu einer glatten, schaumigen Masse pürieren. Sofort genießen.

Vertrauen Sie beim Kauf einer Mango nicht auf die Farbe: Manche bleiben grün, selbst wenn sie ganz reif sind. Prüfen Sie die Konsistenz: Das Fruchtfleisch muss bei einem leichten Druck des Daumens nachgeben.

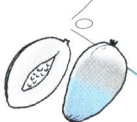

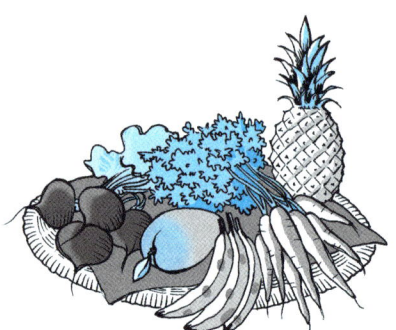

Tag 2

Die heutige Herausforderung lautet: vegetarisch essen! Wir konsumieren häufig zu große Mengen an tierischem Eiweiß. Gewöhnen Sie sich an, von Zeit zu Zeit auch rein vegetarische Menüs zusammenzustellen – das ist gut für die Gesundheit, die Figur und den ganzen Planeten!

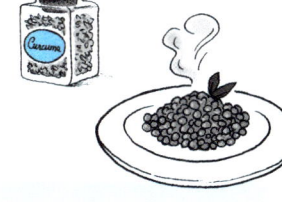

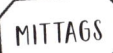 **MITTAGS**

- Vollkornreissalat, Kirschtomaten, Avocado, Palmherzen, Cashewnüsse, Vinaigrette
- Gemüse mit Tofu im Wok
- Orangensalat

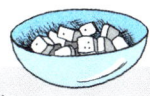

ABENDS

- 1 Stück Honigmelone
- Linsen-Dal mit Kokosmilch und grüner Salat, Vinaigrette
- Kleiner runder Frischkäse

GEMÜSE MIT TOFU IM WOK

½ Zucchino putzen und würfeln, 1 Schalotte schälen und in schmale Scheiben schneiden. 1 Möhre schälen und in feine Streifen schneiden. 100 g Tofu fein würfeln, mit 1 TL Sesamkörnern und 1 TL Sonnenblumenöl vermischen und alles in einer Pfanne goldbraun braten. Beiseitestellen. Einen Wok (oder eine Bratpfanne) mit 1 TL Sonnenblumenöl ausfetten, das Gemüse hineingeben und unter ständigem Rühren bei starker Hitze goldbraun braten. Die Hitze reduzieren, etwas Sojasoße und den Tofu dazugeben und 1 bis 2 Min. weitergaren. Schließlich 1 Handvoll frische Sojakeimlinge unterrühren und mit frischem Koriander bestreut servieren.

> Tofu macht wenig Appetit: Fad im Geschmack und grau-weiß, lässt man ihn gern im Kühlregal liegen. Um seinen wahren Wert schätzen zu lernen, geben Sie ihn in Soßengerichte. Dort nimmt er Geschmack an.

LINSEN-DAL MIT KOKOSMILCH (FÜR 4 PERSONEN)

250 g Rote Linsen waschen und abtropfen lassen. 1 Zwiebel schälen, fein schneiden und in 1 EL Olivenöl goldgelb braten. 1 TL Kreuzkümmel (Kumin) und 1 TL Kurkuma-Pulver zugeben und gut verrühren. Die Linsen und 1 Dose Tomaten in Stücken (ca. 400 g) hineingeben. Salzen und mit 200 ml Kokosmilch begießen. 30 Min. bei schwacher Hitze köcheln lassen, evtl. etwas Wasser nachgießen. Mit Koriander garnieren.

Tag 3

- Tomaten, Olivenöl und Zitrone
- Gebratene Garnelen mit Knoblauch und Petersilie
- Buchweizenkörner und Brokkoli
- Aprikosen

- Tomaten-Gazpacho (als Fertigprodukt)
- Nudelsalat mit Penne
- Sahniger Frischkäse Natur

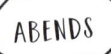

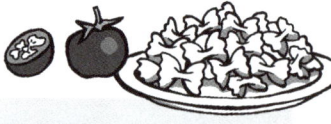

GEBRATENE GARNELEN MIT KNOBLAUCH UND PETERSILIE

Ein Dutzend Garnelen schälen. 1 Knoblauch-zehe schälen und den Keim wegschneiden. Den Rest zerstoßen und mit etwas zerhackter Petersilie und 1 TL Olivenöl vermischen. Die Garnelen in etwas Olivenöl braten, mit Salz und Cayennepfeffer (empfindliche Gaumen: Vorsicht scharf!) bestreuen. Wenn sie gar sind, Petersilie und Knoblauch untermischen und servieren.

NUDELSALAT MIT PENNE

30 g Vollkornpenne kochen und auskühlen lassen. Inzwischen 2 Scheiben Lachsschinken in einer beschichteten Pfanne goldbraun anbraten und in Streifen schneiden. ½ reife Avocado und ¼ Paprika in Stücke schneiden. 12 Kirschtomaten waschen und halbieren. Alle Zutaten vermischen, 3 bis 4 schwarze Oliven und ½ Dose Thunfisch im eigenen Saft mit 1 EL Pesto (aus dem Glas) würzen. Für 1 Std. kaltstellen.

Buchweizen kochen! Keine Zeit?
Um Zeit am Herd zu sparen, gibt es verschiedene Getreide-sorten auch im Kochbeutel zur schnellen Garung in der Mikrowelle, z. B. Buchweizen, Quinoa-Mix (mit Hirse und Buchweizen) oder Linsen.

Zur Erinnerung:
Bei Getreideprodukten auch dann nicht über-treiben, wenn es Vollkorn ist: Der niedrige Glyx sollte Sie nicht dazu verleiten, mehr davon zu essen. Denken Sie an die »ideale« Zusammen-setzung eines Menüs: ¼ Getreideprodukt, ½ Gemüse und ¼ Fleisch/Fisch/Eier.

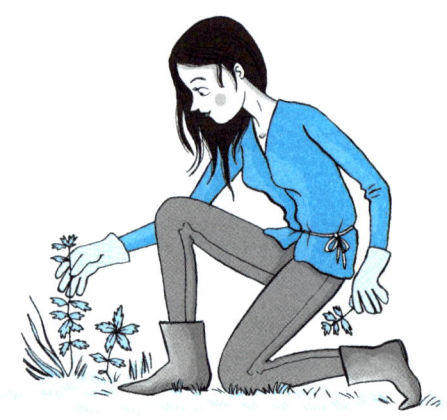

Tag 4

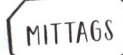
MITTAGS

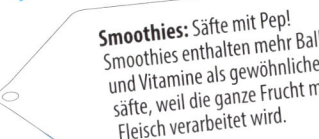

- Rote Bete mit Vinaigrette
- Gebratene Hähnchenstreifen
- Zucchini mit Couscous-Vollkorngrieß
- Smoothie aus Erdbeeren, Banane und Maracuja.

> **Smoothies:** Säfte mit Pep!
> Smoothies enthalten mehr Ballaststoffe und Vitamine als gewöhnliche Fruchtsäfte, weil die ganze Frucht mit dem Fleisch verarbeitet wird.

SMOOTHIE AUS ERDBEEREN, BANANE UND MARACUJA

½ Banane schälen und in Stücke schneiden, 100 g Erdbeeren waschen und das Fruchtfleisch aus ½ Maracuja entnehmen. Alles mit ½ Joghurt (Kuhmilch oder vegan) in einen Mixer geben und zu einem cremigen Smoothie mixen. Ganz frisch genießen

ABENDS

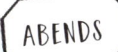

- Rettich mit Salz
- Steak Tatar mit Kapern
- Feldsalat mit Champignons und Vinaigrette
- 1 bis 2 Scheiben Vollkornbrot

STEAK TATAR MIT KAPERN

125 absolut frisches Rindfleisch mit 5 % Fett (idealerweise vom Metzger frisch gehackt) bereithalten. In einer Schüssel 1 Eigelb mit ½ TL Senf vermischen. ½ gehackte Schalotte, 1 TL Worcestershiresoße, 1 TL Gewürzketchup und 1 EL Olivenöl dazugeben. Nach Geschmack salzen und pfeffern und die Mischung in das Hackfleisch einarbeiten. Gut durchmischen, einige Tropfen Tabasco hinzufügen, wenn Sie es pikant mögen, und mit glatter Petersilie garnieren.

> **Darf ich Ketchup essen?**
> Ketchup ist eine Würzsoße aus Tomaten, Essig und Zucker. Idealerweise sollte man solche süßen Soßen meiden. In diesem Tatar-Rezept enthält der Ketchup (1 TL = 5 g) nur 1 g zugesetzten Zucker. So wenig geht noch durch!

> **Was essen Sie in der Kantine?**
> Wenn Sie in Ihrem Unternehmen zu Mittag essen, versuchen Sie die Zusammenstellung der Menüs zu beachten: Rohkost oder gekochtes Gemüse, Fisch oder Fleisch, wenig stärkehaltige Produkte (so wenig wie möglich, wenn sie raffinierte Stärke enthalten), ein Milchprodukt Natur und ein Stück Obst nach Saison. Lassen Sie fades Weißbrot weg und gehen Sie an den Vitrinen mit den stark gezuckerten Törtchen und Desserts gelassen und hoch erhobenen Hauptes vorüber. Begießen Sie alles mit stillem oder sprudelndem Mineralwasser. Guten Appetit!

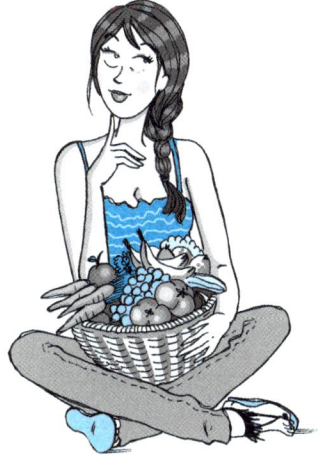

Tag 5

MITTAGS  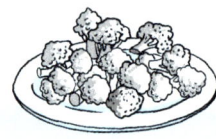 ABENDS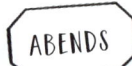

- Kartoffelsalat, Tomaten, Ei, Gurke, Gouda, Zitronenvinaigrette
- Lammkeule im Ofen
- Blumenkohl auf polnische Art
- ¼ Ananas

- Mexikanischer Salat und wachsweiche Eier
- Comté (Rohmilchkäse)
- 1 Scheibe Vollkornbrot.

BLUMENKOHL AUF POLNISCHE ART

250 g Blumenkohl ca. 10 Min. im Dampf garen (Achtung: bei zu langer Garung zerfällt er zu Brei!). Inzwischen 1 Ei hart kochen und im Mixer 1 Scheibe Vollkornbrot zu Bröseln zerkleinern. In einer Pfanne 1 Stück Butter zerlassen, Brösel und abgetropften Blumenkohl hineingeben und verrühren. Salzen und mit dem zerhackten harten Ei sowie fein geschnittener Petersilie bestreuen.

MEXIKANISCHER SALAT

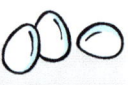

100 g Kidneybohnen aus der Dose durchspülen und abtropfen lassen. In eine Schüssel schütten und 2 EL Mais dazugeben. ½ Avocado putzen, in Würfel schneiden und Zitrone darüberträufeln, damit sie nicht schwarz wird. ¼ Paprikaschote, 1 Tomate und ein Stück Salatgurke (ca. ⅛) putzen und in kleine Stücke schneiden. Salzen und mit einigen Tropfen Tabasco beträufeln. Alles gut durchmischen, 1 TL Weißweinessig sowie 1 EL Olivenöl dazugeben und wachsweiche Eier dazu essen.

Tag 6

MITTAGS 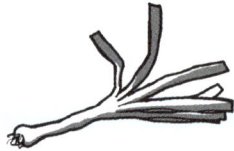 ABENDS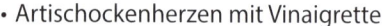

- Rohe Champignons in dünnen Scheiben, Zitronenvinaigrette
- Gebratenes Hähnchen mit Kräutern
- Vollkornbasmatireis und Lauchfondue
- 1 Orange

- Artischockenherzen mit Vinaigrette
- Filet Mignon vom Schwein
- Auberginen in Tomatensoße
- Gerührter Naturjoghurt

LAUCHFONDUE

2 Stangen Lauch waschen und die Blätter bis aufs Weiße entfernen. Die Stücke mit etwas Wasser und 2 EL dicker Crème fraîche ca. 10 Min. bei mittlerer Hitze köcheln lassen. Salzen, Hitze reduzieren und weitergaren, bis der Lauch schön zart wird. Vor dem Servieren mit 1 EL geriebenen Parmesan bestreuen.

AUBERGINEN IN TOMATENSOßE

1 mittelgroße Aubergine putzen, in Streifen schneiden und im Dampf garen. In dieser Zeit 1 Schalotte schälen und fein schneiden. 2 Tomaten waschen und in Stücke schneiden. Die Schalotte in einer Pfanne mit 1 TL Öl goldbraun braten, die Tomaten dazugeben, salzen, pfeffern und mit einem Zweig Thymian aromatisieren. Sanft köcheln lassen, bis die Tomaten durchgegart sind. Die Auberginenstreifen mit der Tomatensoße übergießen.

Tag 7

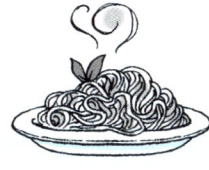

MITTAGS

- ½ Avocado mit Salz und Pfeffer
- Pfeffersteak
- Spaghetti *al dente* (+ geriebener Greyerzer oder Parmesan) und grüner Salat, Vinaigrette
- 1 Apfel

> Avocados enthalten viel Fett, allerdings ein sehr gesundes, welches das Herz schützt. Lassen Sie sie nicht links liegen.

ABENDS

- Feldsalat mit Vinaigrette
- Weiche Eier und 2 Vollkornbrotschnittchen zum Eintunken
- Paprikapfanne Tricolore
- Quark und ungezuckertes Kompott

PAPRIKAPFANNE TRICOLORE (FÜR 4 PERSONEN)

1 grüne, 2 rote und 1 gelbe Paprika waschen, die Kerne mit den weißen Membranen entfernen und in Streifen schneiden. 1 Knoblauchzehe schälen, Keim entfernen. Die Zehe fein hacken. Paprikastreifen mit 2 EL Olivenöl in einer Pfanne anbraten, Knoblauch dazugeben, salzen und ca. 15 Min. bei schwacher Hitze durchgaren.

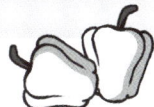

Kleiner Nährwert-Quiz

Was enthält mehr Kohlenhydrate: Brot oder Zwieback?

Antwort: bei gleichem Gewicht Zwieback

Welches Getränk enthält mehr Kohlenhydrate: Limonade, Orangensaft oder Cola?

Antwort: Keines. Alle enthalten die gleiche Menge (Orangensaft enthält allerdings im Gegensatz zu den anderen natürlichen Zucker und Vitamine).

Welcher Stärkelieferant hat den niedrigsten Glyx: Reis, Quinoa oder Vollkornweizen?

Antwort: Quinoa.

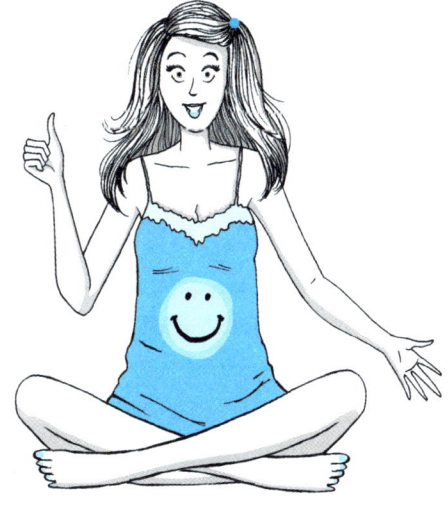

Sie sind am Ende Ihres Entzugs angelangt!

Drei Wochen »ohne (oder fast ohne) Zucker«. Blicken Sie auf die zurückgelegte Wegstrecke mit den Herausforderungen, die Ihnen begegnet sind, zurück und seien Sie auf sich stolz! Ziehen Sie auf Seite 68 Ihre persönliche Bilanz.

Wie gehe ich mit unvorhergesehenen Situationen um?

Im Restaurant

Ihr Partner lädt Sie zum Essen ein? Ein Geschäftsessen steht an? Da kommt ein Mahl ohne Zucker und raffinierte Stärke einer Großtat gleich. Betrachten Sie die Zeit also als eine angenehme Abwechslung (das berühmte Überdruckventil), aber nutzen Sie die Lage nicht aus, um sich mit Zucker vollzustopfen: Lassen Sie den Brotkorb außer Reichweite, wählen Sie zum Dessert eher zwei Kugeln Eis (15 bis 20 g Zucker) und meiden Sie tunlichst Süßgebäcke. Die Kalorienbomben enthalten zu viel Zucker (30 bis 40 g und mehr) und Fett. Bestellen Sie bei einem trauten Essen zu zweit nur ein Dessert, das Sie sich teilen: So romantisch lässt sich Ihre Zuckerbilanz halbieren.

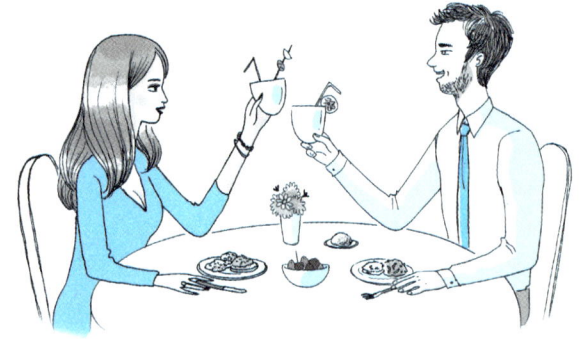

Ich bin eingeladen

Sie sind zum Essen eingeladen? Bieten Sie an, einen Nachtisch mitzubringen: Das stößt sicher auf dankbare Zustimmung. Nutzen Sie die Gelegenheit, einen frischen saisonalen Obstsalat vorzubereiten, den jeder nach Belieben nachzuckern kann: Er wird als Köstlichkeit geschätzt. Und Sie essen ein Dessert ohne zusätzlichen Zucker.

Beim Menü haben Sie keine Wahl: Erweisen Sie dem/r Gastgeber/in die Ehre und essen Sie, was auf den Tisch kommt. Wenn Sie Nachschlag angeboten bekommen, lehnen Sie höflich, aber bestimmt ab.

Freunde tauchen auf ... zur Snackzeit

Wenn Sie Ihren Vorratsschrank nach meinen Ratschlägen ausgemistet haben, dürfte das kein (kaum ein) Problem sein: Stellen Sie Kirschtomaten und Mandeln oder Nüsse auf den Tisch. Sie können auch Gemüsesticks oder getoastete Vollkornbrotschnitten anbieten (mit etwas Sardellenpaste oder leicht gesalzenem Quark bestrichen oder mit geräuchertem Lachs belegt), oder Spießchen mit Würfeln aus Käse, Gurke und Schinken …

Bei den Getränken: Stoßen Sie mit Tomatensaft an (falls Ihre Freunde erstaunt reagieren: Behaupten Sie, Sie hätten das Getränk kürzlich erst entdeckt und seien absolut begeistert!) oder gönnen Sie sich ein Gläschen guten Wein.

Ich tobe mich aus, um meine Lust auf Süßes besser in den Griff zu bekommen

Sie wissen: Süßgelüste sind ein psychisches Phänomen. Sie spiegeln ein inneres Bedürfnis nach Zärtlichkeit und Geborgenheit wider. Um sie loszuwerden, muss man sich folglich nur eine gute Dosis Wohlgefühl verschaffen – mit Aktivitäten wie Sport: Bei körperlicher Anstrengung werden Endorphine, diese berühmten Glückshormone, ausgeschüttet und dazu auch noch Kalorien verbrannt … Wollten Sie nicht noch das eine oder andere Pölsterchen loswerden?

Sich die richtige Aktivität suchen

Damit ein Training wirklich nutzt, muss es ausreichend lange betrieben werden (mindestens 30 Minuten gut schwitzen). Nur dann werden Endorphine freigesetzt. Ein schöner Verdauungsspaziergang am Sonntag reicht nicht, um richtig fit zu werden: Wie viel Endorphine ausgeschüttet werden, hängt auch davon ab, wie sehr Sie sich im Training belasten. Für einen guten »Schuss« Endorphine empfiehlt sich Ausdauersport, bei dem Sie auf einen optimalen Trainingspuls achten sollten: Sie müssen die Belastung spüren, aber gleichzeitig eine Unterhaltung führen können. Ja, Sie dürfen plaudern! Regelmäßiges körperliches Training baut Stress ab, verbrennt Kalorien und begünstigt damit den Abbau von Fett, während gleichzeitig Muskeln aufgebaut werden: Ihr Weg zur Traumfigur und einem strafferen Körper. Sport treiben hat also nur Vorteile.

Um die optimale Pulsfrequenz zu bestimmen, die Sie beim Training halten sollten, kann sich die Anschaffung eines Fitnessarmbands lohnen.

Durchschnittlicher Energieverbrauch einiger Ausdaueraktivitäten:

Körperliche Aktivität	Kalorienverbrauch pro Stunde
schnelles Gehen	200 bis 300
Tanzen	200 bis 300
Gymnastik	300
Inlineskaten	300 bis 400
Zumba	400
Radfahren	400
Jogging	400 bis 500
Schwimmen	400 bis 600
Skilanglauf	500 bis 600

Suchen Sie sich eine Aktivität, die Ihnen Spaß macht. Es wäre schade, nach ein paar Übungen aufzugeben. Denken Sie an Ballsportarten, Tanzen (Zumba, Rock, Volkstänze etc.), Inlineskaten oder anderes. Nehmen Sie eine Freundin oder Ihren Partner mit: Das erhöht den Spaß ... und es wird wesentlich schwieriger, im letzten Moment abzuspringen!

Für Sport fehlt mir die Zeit

Das glauben nur Sie! In Wahrheit hat jeder Zeit ... Man braucht nur den Willen und muss sie sich nehmen. Tragen Sie feste Zeiten für sportliche Aktivitäten in Ihren Terminkalender ein. Und nehmen Sie die Termine wahr wie beim Arztbesuch: Walken, Joggen, Schwimmen oder Zumba, Squash oder einfach Badminton ...

Spornen Sie sich mit einem Schrittzähler an
Ein Schrittzähler oder Pedometer wird am Gürtel oder Hosenbund befestigt. Das Gerät zählt beim Gehen die Schritte und berechnet die zurückgelegte Strecke. Zielvorgabe sind täglich 5000 Schritte, um sich ausreichend zu bewegen, und dann eine Steigerung auf 10 000 Schritte für eine optimale Belastung.

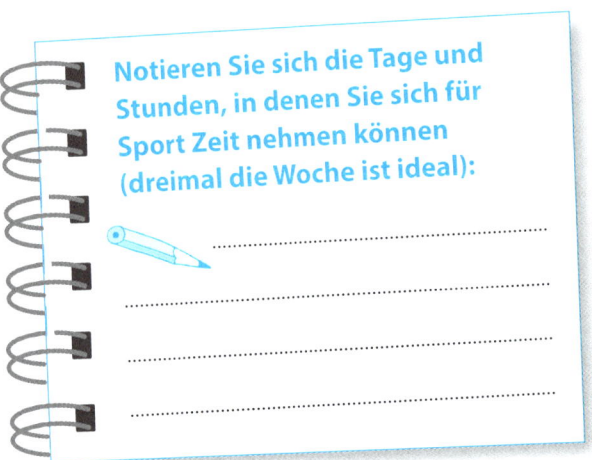

Notieren Sie sich die Tage und Stunden, in denen Sie sich für Sport Zeit nehmen können (dreimal die Woche ist ideal):

....
....
....
....

Gesunder Geist im gesunden Körper
Manchen ist Sport eine Tortur, anderen ein unverzichtbares Bedürfnis. Meistens ist nur die Anfangsphase schwierig. Danach kommt man nicht mehr ohne aus. Bleiben Sie dran und verschaffen Sie sich alle Vorteile: eine straffe und schlanke Figur, frische Energie und mehr Ausgeglichenheit.

Mir geht schnell die Puste aus

Falls Sie schon lange keinerlei Sport mehr getrieben haben, sollten Sie zunächst einmal Ihren Arzt fragen. Wenn er grünes Licht gibt, beginnen Sie mit kurzen Trainingszeiten von 10 bis 15 Minuten. Weiten Sie diese dann schrittweise immer mehr aus und steigern Sie dabei Ihre Belastung. Falls der Einstieg schwerfällt, beginnen Sie mit Gehen: Das ist die allernatürlichste Bewegung. Um sich Ihre Dosis Endorphine zu holen, gehen Sie mindestens 45 Minuten lang in einem zügigen Tempo.

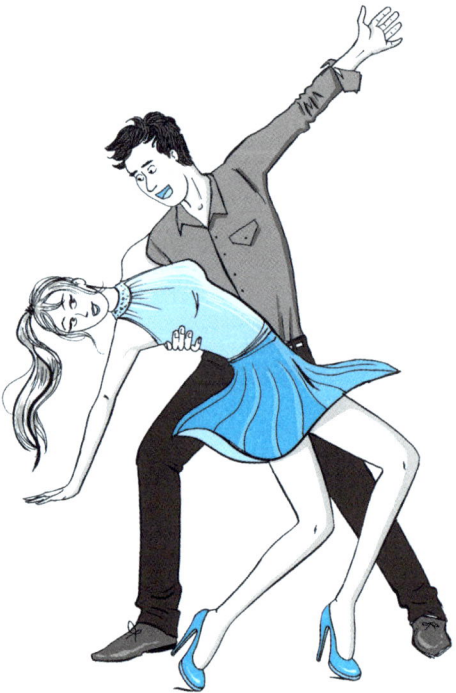

Welcher Stresstyp bin ich?

Stress ist eine natürliche und sogar überlebenswichtige Reaktion. Aber wenn er chronisch und unverhältnismäßig stark erlebt wird, versauert er uns das Leben, trübt er unseren Blick auf die Realität ein und hindert uns sogar daran, uns richtig zu verhalten … Vor allem löst er häufig auch ein unkontrollierbares Verlangen nach Süßem aus. Um zu bestimmen, wie gestresst Sie sind und wie Sie auf Stress reagieren, antworten Sie auf folgende Fragen:

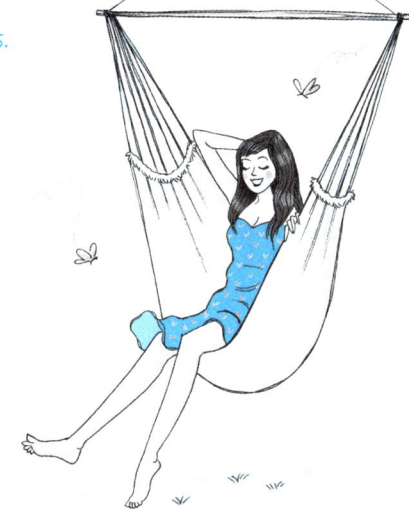

Sie haben einen wichtigen Termin und Ihr Wecker hat nicht geklingelt:

▲ Aus und vorbei! Sie greifen wütend nach Ihrem Telefon und sagen das Treffen einfach ab.

● Sie ziehen sich blitzartig an und versuchen noch pünktlich zu sein (obwohl es illusorisch ist).

■ Sie rufen an, entschuldigen sich für die Verspätung und machen sich im Normaltempo fertig.

Fühlen Sie sich von morgens bis abends auch dann abgespannt, wenn Sie nichts getan haben?

▲ Ja, so ist es: Sie fühlen sich erschöpft.

● Ja, aber im Urlaub können Sie abschalten und neue Kraft tanken.

■ Eigentlich nicht. Sie sind nur ab und zu erschöpft.

Ihr Chef bittet Sie, am nächsten Tag vor 300 Personen einen Vortrag zu halten:

▲ Sie können vor Panik nachts nicht schlafen und arbeiten rastlos, um den Vortrag auszuarbeiten.

● Sie wachen nachts immer wieder auf, weil Sie befürchten, Sie könnten es nicht schaffen.

■ Sie sind zuversichtlich und schlafen fast normal. Immerhin werden Sie von Dingen reden, in denen Sie sich bestens auskennen!

Der Flugreise in den Urlaub mit dem/der Liebsten steht an:

▲ Ihr Koffer ist seit Tagen gepackt. Am Tag X sind Sie aus Angst, das Flugzeug zu verpassen, schon vier Stunden vor der Zeit am Flughafen.

● Schon der Gedanken an den anstehenden Flug sorgt für Anspannung. Sie maulen Ihren Partner an, weil er zur Abfahrtszeit noch nicht fertig ist.

■ Sie haben die Fahrtzeit bis zum Flughafen berechnet und einen Puffer eingeplant, falls der Verkehr nicht so fließt, wie er soll.

Weihnachten steht vor der Tür. Dieses Jahr trifft sich die Familie bei Ihnen:

▲ Der Gedanke an diesen Abend bereitet Ihnen Kopfschmerzen: Sie befürchten, das Essen könnte misslingen, und zerbrechen sich über die Sitzordnung den Kopf.

● Sie sind etwas gestresst und organisieren die Aufteilung des Essens lieber im Voraus, um die Sache gelassener anzugehen.

■ Sie sind begeistert und malen sich glückliche Stunden mit der Familie aus.

»Druck« ist für Sie gleichbedeutend mit …

▲ Arbeit: Ihr Job verlangt Ihnen viel ab. Und Sie haben viele Verantwortlichkeiten.

● Haushalt: Der ganze Alltag hängt an Ihnen: Kochen, Waschen, Putzen …

■ »Druck«? Muss ab und zu in den Reifen geprüft werden …, aber sonst?

Wenn Sie gestresst sind …

▲ gehen Sie in der Küche auf und ab und verdrücken schließlich eine Schachtel Kekse.

● müssen Sie bei einem Schokoriegel erst mal wieder »runterkommen« und telefonieren mit einer Freundin oder einem Freund.

■ legen Sie eine CD mit sanfter Musik ein und entspannen sich auf dem Sofa.

Zählen Sie nach!

▲	●	■

Sie haben am meisten ▲: *Stress macht Sie fertig*
Sie lassen sich häufig von Stress überrollen: Bei jeder ungewohnten Situation malen Sie sich schlimmste Szenarien aus. Selbst freudige Ereignisse sorgen für Beunruhigung! Ergebnis: Sie sind ständig erschöpft, reagieren übertrieben gereizt und wissen nicht, wie Sie Stress richtig bewältigen. Sie stopfen einfach Süßes in sich hinein. Höchste Zeit, dagegen vorzugehen!

Sie haben am meisten ●: *Sie reagieren auf Stress ziemlich empfindlich*
Obwohl Sie glauben, mit Stress gut fertigzuwerden, bringen Sie manche Situationen aus der Fassung. Sie verlangen sich selbst viel ab. Der Gedanke an Unzulänglichkeiten oder die Angst, Ansprüche nicht zu erfüllen, macht Sie nervös. Probieren Sie es mit Entspannungsübungen, um alle Situationen gelassener anzugehen. So werden Sie mit Stress besser fertig!

Sie haben am meisten ■: *Stress? Kennen Sie nicht, oder Sie können ihn gut verbergen!*
Sie erleben sicher auch stressige Zeiten, haben sich aber Strategien zurechtgelegt, um Stress zu bewältigen. Und das gelingt Ihnen gut. Vielleicht praktizieren Sie bereits Yoga oder Entspannungstechniken. Weiter so!

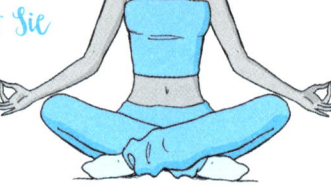

Ich bleibe grundsätzlich cool

Heute gibt es zahlreiche Angebote an Entspannungstechniken für jeden. Ein kleiner Überblick über die besten Instrumente, um Stress besser zu bekämpfen und zu bewältigen.

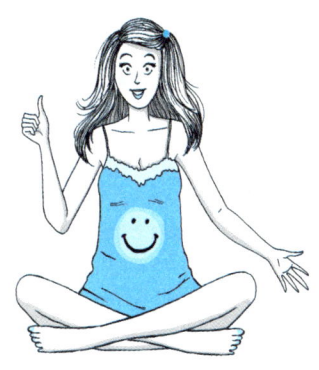

Yoga oder Qi Gong

Druck in der Magengegend, anlassloses Herzrasen, Aufwachen in der Nacht oder Schlaflosigkeit … kein Zweifel: Sorgen fressen Sie auf. Melden Sie sich für einen Yoga- oder Qi-Gong-Kurs an: Bald können Sie nicht mehr ohne! Diese Techniken stellen die Harmonie zwischen Körper und Geist wieder her. Sie werden gelassener, die Anspannung lässt nach, Sie sind weniger aufgeregt und können (endlich!) mal wieder wie ein Neugeborenes durchschlafen …

Meditation

Seit einigen Jahren reden manche nur noch davon. Sich hinsetzen, sich konzentrieren und Leere in sich schaffen … Sie sind skeptisch? Was ist das Geheimnis der Meditation? Von fernöstlicher Spiritualität inspiriert, hilft diese Technik dabei, mit sich selbst in Kontakt zu treten und seine Aufmerksamkeit und Konzentration zu stärken. Sie erfahren »volles Bewusstsein«, leben also ganz im Hier und Jetzt und spüren die positive Wirkung … Kleine Ärgernisse des Alltags lösen sich in Luft auf.

Gut zu wissen:
Muskelentspannung nach Jacobsen oder autogenes Training sind zwei Entspannungstechniken, die ebenfalls sehr wirksam bei zu viel Stress sind und sogar von der Krankenkasse bezuschusst werden.

Kohärentes Atmen: Atmung und Herz im Gleichklang

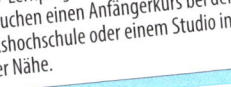

Diese Atemtechnik stellt eine optimale Pulsfrequenz her – einfach durch ein konzentriertes 6-maliges Ein- und Ausatmen pro Minute. Die Praktik hat auf Gesundheit und Wohlbefinden viele positive Auswirkungen: Sie senkt den Blutdruck, stärkt das Immunsystem und baut natürlich auch Stress ab. 5 Minuten Atemübungen zweimal am Tag genügen, um Spannungszustände zu lösen.

Bei den ersten Übungen hilft ein Video-Lernprogramm im Internet oder Sie buchen einen Anfängerkurs bei der Volkshochschule oder einem Studio in Ihrer Nähe.

KAPITEL 4

Mein Leben nach dem Zucker

Leicht war es bestimmt nicht, aber Sie haben es geschafft, jawohl: drei Wochen ohne Zucker! Wie fühlen Sie sich? Haben Sie Ihre Ziele erreicht? Fühlen Sie sich weniger erschöpft und leichter? Jetzt ist es an der Zeit, für sich Bilanz zu ziehen.

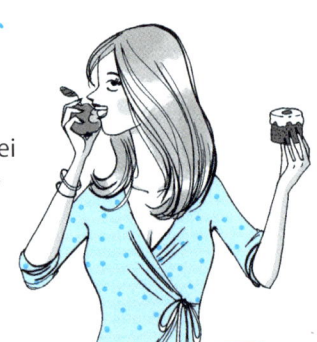

Meine persönliche Bilanz

Ich halte fest, welche Ziele ich erreicht habe ...

- ☐ Ich habe (… Kilo) abgenommen
- ☐ Mit der Verdauung klappt es deutlich besser
- ☐ Meine Haut ist erkennbar glatter (und das ist erst der Anfang!)
- ☐ Meine kleinen Hautprobleme sind verschwunden
- ☐ Ich fühle mich ausgeglichener und weniger gestresst
- ☐ Ich habe mehr Energie
- ☐ Ich esse gesünder und ausgewogener
- ☐ Endlich bin ich frei von dieser hartnäckigen Zuckersucht
- ☐ Weitere Erfolge: ....
....

Ich halte auch fest, was mir schwergefallen ist ...

....
....

Folgende kleinen Vorsätze habe ich gefasst:

- ☐ Ich trinke meinen Kaffee oder Tee ohne Zucker
- ☐ Ich esse Joghurt und Quark ohne Zucker!
- ☐ Softdrinks und Fruchtsäfte aus Sirup lasse ich stehen
- ☐ Süßgebäcke sind gestrichen
- ☐ Ich esse vor allem Vollkorn- oder andere Produkte mit niedrigem Glyx
- ☐ Ich esse zu jeder Mahlzeit Gemüse
- ☐ Anderes ....
....

Persönliche Bemerkungen:

....
....
....
....

Ich esse ausgewogen

Auf Zucker zu verzichten, ist ein positiver Schritt. Aber wenn Sie bei einer unausgewogenen Ernährung bleiben, ist das ungefähr so, als würden Sie sich die Fingernägel lackieren, ohne dass Sie sie zuvor gesäubert haben. Oder als würden Sie beim Muskelaufbautraining nur auf mehr Bizeps setzen.

Was heißt überhaupt »ausgewogen«?

Wahrscheinlich hören Sie die Slogans für eine gesunde Ernährung schon seit Jahren: »Fünfmal am Tag Obst und Gemüse im Verhältnis 2 zu 3.« – »Zu viel Salz schadet.« – »Bloß nicht zu viel Süßes.« (Das haben Sie geschafft) »Und nicht zu fett essen«… Wie bringt man alles zusammen?

Fünfmal Obst und Gemüse am Tag: ganz einfach!

Eine Kiwi oder eine ausgepresste Orange zum Frühstück, eine Portion Rohkost oder Gemüsebeilage zum Mittagessen, einen Apfel als Nachtisch und eine kräftige Gemüsesuppe am Abend: Damit sind Sie bedient. Dazu muss man keine Meisterköchin sein, die stundenlang am Herd steht.

> Die »fünf Portionen« Obst und Gemüse bestehen nur aus jeweils 80 g! Kein utopisches Ziel!

Mehr Natur!

Um ein Zuviel an Salz und Zucker zu vermeiden, setzen Sie am besten auf hausgemachte Kost: Industrieprodukte sind stärker gesalzen als notwendig und enthalten (fast) immer auch Zucker. Was das Salz anbelangt: Kosten Sie die Gerichte bei Tisch zunächst erst einmal, bevor Sie nachsalzen … Sie haben gelernt, ohne Zucker auszukommen. »Entschädigen« Sie sich jetzt nicht, indem Sie in Ihre Speisen Salz schütten. Schränken Sie auch Ihren Konsum an salzigen Produkten wie Oliven, Schinken, Käse, Sojasoße, Sardellen etc. ein.

Eine ausgeglichene Mahlzeit besteht letztlich aus saisonalem Gemüse, Proteinen (Fleisch, Fisch, Eier etc. – möglichst alles in Bioqualität) für die Muskulatur, Stärkelieferanten für den Energiebedarf und Kalzium für harte Knochen. Geben Sie einen guten Schuss Geselligkeit und eine Prise gute Laune zu und übergießen Sie alles mit kühlem Mineralwasser: Schon haben Sie ein perfektes Essen.

> Zu den Fetten siehe Seite 70.

> **Das Gleichgewicht spielt sich ein!**
> Eine ausgeglichene Ernährung beruht auf einem einzelnen Essen, aber auch auf dem des gesamten Tages oder mehrerer Tage hintereinander. Ein »Exzess« lässt sich mit leichteren Mahlzeiten ziemlich schnell wieder ausgleichen.

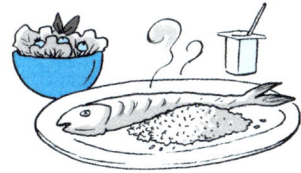

Und was ist mit Fett?

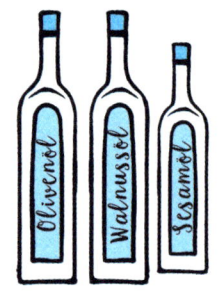

Im Gegensatz zum Zuckerzusatz, der keinerlei Nährwert besitzt (und höchstens die Gier befriedigt), sind Fette für eine ausgeglichene Ernährung unverzichtbar: Sie enthalten essenzielle Fettsäuren (die der Organismus selbst nicht aufbauen kann) und Vitamine (A, D. E), die der Körper für seine Gesundheit unbedingt braucht.

Alles eine Frage der Menge ...

Fette sollen im Idealfall mit 35 bis 40 Prozent zur täglichen Kalorienaufnahme beitragen, also mit ungefähr 80 g für einen Erwachsenen, der körperlich durchschnittlich aktiv ist. Auch wenn das vielleicht viel erscheint, heißt dies nicht, dass man seinen Salat in Vinaigrette ertränken soll: 10 g Fett entsprechen nur 1 EL in der Suppe, aber schon 90 kcal! So gerechnet, ist das Maß schnell voll, glauben Sie mir.

> **Merke:**
> 1 g Fett = 9 kcal
> 1 g Protein oder Kohlenhydrate = 4 kcal

In einer ersten Phase geht es darum, sich bewusst zu machen, welche Mengen an Fett man zu sich nimmt, vor allem an »versteckten Fetten« in Nahrungsmitteln. Dazu einige Beispiele:

Die Menge an Fett	entspricht
1 EL Öl (= 10 g Fett)	1 kleinen Stück Roquefort-Käse 1 griechischen Joghurt 2–3 Scheiben Wurst 1 Croissant 40 g (1 Schnitte) Butterkuchen 3–4 Schokokeksen 25 g Schokolade 4–5 schwarzen Oliven 1 Handvoll Kartoffelchips
2 EL Öl (= 20 g Fett)	2 Lammkoteletts 3 Straßburger (Knack)Würstchen 1 Portion (50 g) Rillettes (Schmalzfleisch) 1 Portion Schweinebauch mit Linsen aus der Dose 1 Stück Gemüse-Quiche 1 Hotdog 1 gehäuften EL Tarama 1 Blätterteiggebäck 1 Eis am Stiel mit Schokoüberzug
3 EL Öl (= 30 g Fett)	1 Avocado Natur 1 doppelten Hamburger 1 Blätterteigpastete mit Fleisch 1 Portion weißer Bohneneintopf mit Würstchen und Fleisch aus der Dose

Unsere Speisen enthalten allgemein zu viel Fett. Die zweite Phase besteht folglich darin, kraftvoll auf die Bremse zu treten. Um im ausgewogenen Bereich zu bleiben, garen Sie mit wenig Fett (grillen, dampfgaren, im Backpapier, dünsten) und beschränken Sie Ihren Konsum an fettreichen Nahrungsmitteln. Dazu ein paar einfache Tipps:

Anstatt …	esse ich lieber …
Erdnüssen und Chips als Snack	Kirschtomaten und Dips für Rohkost
1 Avocado mit Mayonnaise	½ Avocado mit Zitrone
1 Scheibe Salami	1 Scheibe Kochschinken
Bratwürsten, Schweine- und Lammkoteletts	Hähnchenspieße mit Curry Rindfleischspieße mit Paprika
1 Pizza	½ Pizza und Rohkost
1 fetten Stück Entrecote	1 Hacksteak mit 5 % Fett
1 Eis am Stiel mit Schokoüberzug	1 Fruchtsorbet

Und die Qualität?

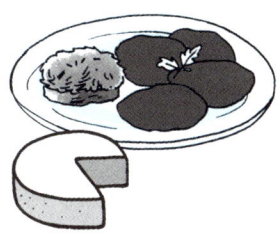

Obwohl es eigentlich keine »schlechten Fette« gibt – im Organismus spielen alle eine Rolle – haben manche die üble Neigung, sich in unseren Blutgefäßen abzulagern (wenn zu viel davon verzehrt wird) und leichter anzusetzen (Tja! Die unschönen Pölsterchen!) Sie bestehen aus gesättigten Fettsäuren, vor allem enthalten in Fleisch, Wurstwaren, Käse, Butter und fetten Milchprodukten. Verzichten Sie nicht ganz, aber genießen Sie mit Maß.

Meine Orientierung für einen vernünftigen Umgang mit »fetter Nahrung

Nahrungsmittel	Empfohlene Menge und Häufigkeit
Butter	= 1 walnussgroßes Stück zum Frühstück
Käse	= 1 Portion (ca. 30 g) pro Tag
Wurstwaren	= 1 bis 2 Mal pro Woche
Teiggerichte (Quiche, Pizza etc.)	= 1 Mal pro Woche
Rotes Fleisch	= 2 bis 3 Mal pro Woche

Denken Sie daran: »Sichtbares« Fett von Fleisch entfernen!

Ich gönne mir natürlichen Zucker

Ich habe nicht gesagt, dass Sie sich vom Zucker für immer ganz verabschieden müssen! Die gegenwärtigen Empfehlungen lauten, den Verbrauch an zugesetztem Zucker auf 5 Prozent des täglichen Energiebedarfs, also auf 25 g, zu begrenzen. Sie haben es geschafft, für drei Wochen auf Zucker ganz zu verzichten. Das Ziel müsste also spielend zu erreichen sein!

Vorsicht: Die Dosis von **25 g Zucker** ist ganz schnell erreicht, vor allem wenn Sie auch auf Fertiggerichte zurückgreifen! Doch selbst wenn Sie alles frisch zubereiten heißt das Im Alltag:

> 25 g Zucker
> = 5 TL Zucker

FRÜH

- Schwarzer Kaffee ohne Zucker
- Vollkornbrot
- Butter
- Orange

ZWISCHEN-DURCH

Tee mit Zitrone ohne Zucker
3 Kekse

> Natürlich spricht ganz und gar nichts dagegen, Zucker weiterhin komplett wegzulassen!

MITTAGS

- Rohkost + Vinaigrette
- Fleisch oder Fisch
- Getreideprodukt mit niedrigem Glyx/ gekochtes Gemüse
- Joghurt + 2 TL Rohzucker
- Frisches Obst

ABENDS

- Suppe oder Rohkost
- Eier mit Speck
- Getreideprodukt mit niedrigem Glyx/gekochtes Gemüse
- Käse
- Obstsalat + 1 TL Kokosblütenzucker
- Vollkornbrot

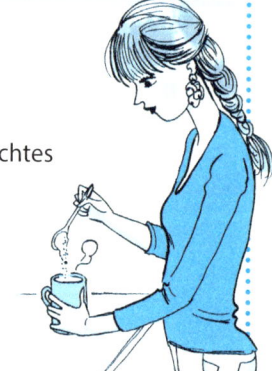

Welche Alternativen gibt es zum raffinierten Zucker?

Nachdem Sie vom raffinierten Zucker entwöhnt sind, wäre es schade, sich ihn wieder anzugewöhnen. Also welchen Zucker nehmen? Agavensirup? Rohzucker? Kokosblütenzucker? Im Folgenden ein kleiner Überblick über eher zu empfehlende nicht raffinierte Zucker:

Rohzucker

Hier handelt es sich schlicht um nicht raffinierten Rohzucker. Seine bernsteinfarbene oder braune Tönung und sein aromatischer Geschmack erinnern an braunen Rübenzucker (Mmm!). Einziger Haken: Rohzucker hat ebenfalls einen hohen Glyx. Genießen Sie ihn mit Vorsicht!

Honig

Reich an Antioxidantien und Mineralien, hat der sogenannte »Nektar der Götter« erwiesenermaßen zahlreiche gesundheitsfördernde Eigenschaften: Er wirkt antibakteriell, lindert Halsentzündungen und stärkt das Immunsystem … Aber er hat einen hohen Glyx und einen ziemlich hohen Gehalt an Fruktose. Maßvoll verwenden.

Agavensirup

Aus einer mexikanischen Pflanze gewonnen, hat Agavensirup einen niedrigen Glyx, aber einen hohen Fruktoseanteil (70 Prozent). Nicht übertreiben!

Ahornsirup

Der Lieblingszucker der Kanadier. Durch und durch natürlich, hat er allerdings leider einen so hohen Glyx wie gewöhnlicher Haushaltszucker. Äußerst sparsam verwenden!

Muss man auf Zucker mit hohem Glyx ganz verzichten?
Nein, vorausgesetzt man nimmt ihn in kleinen Mengen (1 oder 2 TL) und vorzugsweise am Ende der Mahlzeit zu sich: Im Magen vermischt er sich mit den übrigen Nahrungsmitteln. Dadurch steigt der Blutzuckerspiegel nur unerheblich.

Stevia

Aus einer Pflanze extrahiert, hat Stevia eine gewaltige Süßkraft. Dieses Wunderkraut verleiht Produkten schon in winzigen Mengen Süße, wobei die Kalorien zu vernachlässigen sind. Im Handel findet man heute allerdings meistens Stevia in raffinierter Form (als weißes Pulver). Lassen Sie die Finger davon und greifen Sie lieber zu seiner naturbelassenen Form mit grau-grüner Farbe. Aber Vorsicht: Stevia hat einen ausgeprägten Nachgeschmack nach Lakritze.

Kokosblütenzucker

Kokosblütenzucker stammt nicht aus der gleichnamigen Nuss, sondern aus der Blüte der Kokospalme. Die gute Nachricht: Sein Glyx ist niedrig und der Fruktoseanteil eher gering (Uff!). Im Handel gibt es Kokosblütenzucker als ein bernsteinfarbenes Pulver, das wie Haushaltszucker verwendet wird, aber etwas bitter im Nachgeschmack ist.

Birkenzucker

Auch »Xylitol« genannt, gehört Birkenzucker zu den natürlichen Zuckerersatzstoffen. Er hat einen niedrigen Glyx, kann aber bei hohem Konsum Verdauungsprobleme (Blähungen und Durchfall) hervorrufen. Empfindliche sollten besser die Finger davon lassen!

Letzte Tipps für die richtige Wahl

Meiden Sie weißen, Roh-, Puder-, braunen (Rüben- und anderen) Zucker und Kandis: Alle sind raffiniert! Verzichten Sie auch auf Fruktose in kristalliner Form (100 Prozent Fruktose).

Wechseln Sie bei natürlichen Zuckern ab: Honig, Agavensirup, Kokosblütenzucker etc. Jeder hat Vorzüge und kleinere Nachteile. Wenn Sie die empfohlene Höchstmenge für den Verzehr von **25 g Zucker pro Tag** beachten und auf Vielfalt setzen, bleibt Ihr Konsum im grünen Bereich!

> **Perfekten Zucker gibt es nicht!**
> Selbst natürliche Zucker haben ihre Fehler: Hoher Fruktosegehalt, hoher Glyx, Hauptverursacher von Karies, Nebenwirkungen auf die Verdauung … Egal welcher, Zucker bleibt Zucker. Er sollte sehr zurückhaltend genossen werden. Im Idealfall lassen Sie ihn ganz weg und genießen Ihre zwei Portionen Obst am Tag umso bewusster.

Meine kleinen (und großen) Genüsse: schwach gesüßt

Freunde kommen Sie besuchen? Sie wollen die ganze Familie mit einem leckeren Dessert beglücken, ohne Ihr Zuckerquantum zu sprengen? Im Folgenden einige Rezepte für absolut unwiderstehliche Desserts. Natürlich mit ganz wenig raffiniertem Zucker!

Der einfache Klassiker: Clafoutis

Dieses leicht abgewandelte klassische Rezept führt alle in Versuchung.

CLAFOUTIS MIT APRIKOSEN (FÜR 6 PERSONEN)

Ca. 500 g vollreife Aprikosen waschen, entsteinen und in Stücke schneiden. Den Backofen auf 200 °C vorheizen. Inzwischen in einer Schüssel 3 große Eier mit 70 g Agavensirup verquirlen, 50 g gemahlene Mandeln, 50 g Mehl aus geschälter Gerste und 250 ml Milch hinzufügen, gut durchmischen und die Masse in eine Auflaufform geben. Die Aprikosen darauflegen und ca. 45 Min. backen.

> Arm an Fetten (und in diesem Rezept auch an Zucker), lässt sich für Clafoutis auch Obst verwenden, das bald verderben würde (Ziel: null Verschwendung).

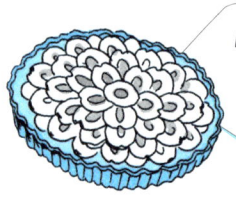

Lust auf leckeren Schokokuchen?

Träumen Sie als Abschluss für ein Festessen von Schokoladenküchlein? Folgendes Rezept ist für Sie das Richtige.

KLEINE SCHOKO-KÜCHLEIN (FÜR 4 BIS 5 MUFFINS)

Den Backofen auf 180 °C vorheizen. 60 g geriebene Haselnüsse auf Backpapier ganz kurz im Ofen rösten (Vorsicht, damit sie nicht verbrennen). 100 g dunkle Schokolade mit 70 Prozent Kakaoanteil mit 70 g Butter unter Rühren im Wasserbad zerlassen, bis sich eine glatte Mischung ergibt. 80 g Kokosblütenzucker und die gerösteten Haselnüsse dazugeben. Vermischen und 2 Eier hineinschlagen. 1 EL Weizenmehl Type 1050 gut unterrühren, dann die Masse in nicht haftende Muffin-Förmchen geben. Für 10 bis 15 Min. in den Backofen schieben. Die Küchlein müssen noch sehr cremig sei, wenn Sie sie herausziehen, werden beim Erkalten aber fester. Kosten Sie Ihr Küchlein lauwarm oder ausgekühlt.

Lieben Sie Eis? Stellen Sie es selbst her!

Das funktioniert auch mit Sojajoghurt. Und bei den Früchten kann man variieren: Nehmen Sie z. B. statt Erdbeeren Himbeeren oder eine in Stücke geschnittene Mango.

Industriell hergestellte Eiscreme enthält besonders viel raffinierten Zucker (Glukose-Fruktose-Sirup, Melasse, Maissirup, normalen Zucker …) und minderwertige Zutaten (modifizierte Speisestärke, künstliche Aromen etc.). Die Lösung? Wenn Sie keine Eis-, aber eine Küchenmaschine haben, können Sie sich aus frischen Früchten im Tiefkühlfach (in kleine Stücke geschnitten) in 5 Minuten ein Eis zaubern. Kann es Leckereres geben?

ERDBEEREIS (FÜR 3 PORTIONEN – ODER 2 PORTIONEN FÜR SCHLEMMER/INNEN)

In die Schüssel der Maschine 300 g tiefgekühlte Erdbeeren geben, die Sie am Vortag gewaschen, klein geschnitten und ins Tiefkühlfach geschoben haben. 200 g Quark, gut abgetropft, oder 1 Vollmilchjoghurt, 1 EL flüssigen Vanilleextrakt und 6 EL Agavensirup dazu geben. Alles zu einer cremigen Masse mixen. Sofort genießen.

Das supereinfache Rezept, das alle verzaubert: Apfel im Glas

Ein köstliches Dessert ist nicht unbedingt ein fetter süßer Kuchen oder ein besonders cremiges Eis. Manchmal genügt es, das richtige Aroma mit der richtigen Konsistenz zu verbinden.

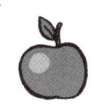

KNUSPERSCHMELZ-APFEL IM GLAS (FÜR 4 PERSONEN)

Bereiten Sie eine Granola vor: den Backofen auf 170 °C vorheizen. 100 g Haferflocken mit 2 EL Agavensirup und 1 EL Sonnenblumen- oder Haselnussöl gut verrühren. 50 g Haselnüsse und Mandeln, im Mixer grob gemahlen, und ½ TL Zimtpulver oder Lebkuchengewürz dazugeben. Alles mixen. Die Masse auf ein Backblech gießen und 10 Min. im Ofen backen. Das Blech herausziehen, die Masse umrühren und ca. 10 Min. weiterbacken, bis die Granola goldbraun geworden ist. Die Granola auskühlen lassen, bis sie eine knusprige Konsistenz erreicht hat. Derweil 2 säuerliche Äpfel schälen, in Stücke schneiden und diese in einer Pfanne mit 2 walnussgroßen Stückchen Butter anbraten. Die Stücke auf 4 Gläser verteilen, in jedes 2 EL sahnigen Naturjoghurt und einen Schuss Honig geben und mit Granola bestreuen.

Mein Merkzettel für dauerhaften Erfolg: »Schluss mit Zucker«

Halten Sie Kurs: Schneiden Sie sich den Merkzettel unten aus und hängen Sie ihn gut sichtbar in Ihrer Küche auf (an einem Vorratsschrank oder am Kühlschrank). Achten Sie so weiterhin auf ausgewogene Mahlzeiten und geizen Sie mit Zucker:

FRÜH

Vorsicht bei zugesetztem Zucker: nicht mehr als 5 TL pro Tag!

- 1 Getränk
- 1 Getreideprodukt: Vollkornbrot aus Sauerteig oder Müsli ohne Zucker
- 1 Milchprodukt Natur
- 1 frisches Stück Obst (evtl. für »zwischendurch« um 10 Uhr aufheben).

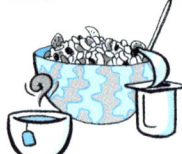

MITTAGS

Vorsicht vor zu viel Fett!

- Rohkost und/oder gekochtes Gemüse nach Belieben
- 1 Stück Fleisch ODER Fisch ODER Eier ODER Schinken
- 1 Stück Käse ODER ein Milchprodukt Natur
- 1 Stück Obst ODER 1 Portion Kompott

SNACK

- 1 Getränk
- 1 Milchprodukt Natur ODER 1 Stück frisches Obst (falls nicht schon zum Frühstück gegessen) ODER eine Handvoll Mandeln.

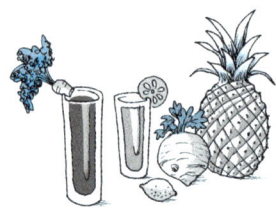

ABENDS

- Rohkost und/oder gekochtes Gemüse nach Belieben
- 1 Stück Fleisch ODER Fisch ODER Eier ODER Schinken
- 1 Getreideprodukt (mit niedrigem Glyx) ODER Vollkornbrot
- 1 Milchprodukt Natur
- 1 Stück Obst ODER 1 Portion Kompott

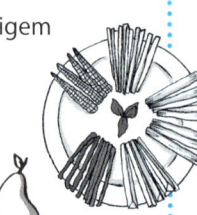

Die richtigen Portionen
Wie groß sollen die Portionen sein?
Ganz einfach: So groß wie Ihr Appetit! Aber Vorsicht: Essen Sie langsam und achten Sie auf Ihr Sättigungsgefühl. Wenn Sie Ihr Gewicht halten, stimmt Ihr Kompass.

Ein paar Gedanken zum Schluss

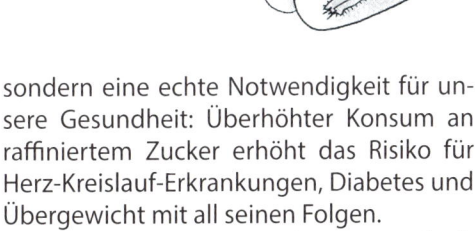

Eines ist sicher: Wir essen zu viel Zucker!

Und dieses Zuviel schadet wie alle Exzesse der Gesundheit und der Linie …

Sie haben Ihre erste Schlacht gegen den Zucker geschlagen (und sind siegreich oder wenigstens mit einem Achtungserfolg aus ihr hervorgegangen). Trotzdem kann sich der Weg mit Umwegen und Sackgassen als lang erweisen … Wenn Sie nicht gut auf sich achtgeben, werden sich die schlechten Essgewohnheiten früher oder später wieder einschleichen. Und eines schönen (oder schlechten) Tages fällt Ihnen plötzlich auf, dass Sie alles vergessen haben, was Sie sich in drei Wochen tapfer erarbeitet hatten. Also bleiben Sie dran: Frischen Sie das Gelernte von Zeit zu Zeit auf, indem Sie dieses Programm für einige Tage wiederholen, damit sich Ihr Geschmackssinn erneut erholen kann.

Zugesetzten und raffinierten Zucker zu reduzieren ist keine Modeerscheinung, sondern eine echte Notwendigkeit für unsere Gesundheit: Überhöhter Konsum an raffiniertem Zucker erhöht das Risiko für Herz-Kreislauf-Erkrankungen, Diabetes und Übergewicht mit all seinen Folgen.

Zucker komplett und in jeder Form endgültig von Speiseplan zu streichen, ist allerdings keine Lösung: Schließlich ist Genuss für jede Ernährung entscheidend und Zucker kein Gift, wenn man ihn wählerisch und sparsam dosiert!

Darum ging es bei diesem »Zuckerentzug«: Ihnen bewusst zu machen, wie viel zugesetzten und raffinierten Zucker Sie normalerweise zu sich nehmen, und Sie vor allem daran zu gewöhnen, diesen Konsum einzuschränken. Nach Ende der Entwöhnung können Sie Süßes richtig schätzen: **in kleinen Mengen.**

Setzen Sie beim Zucker weiterhin auf eine Auswahl und essen Sie ausgeglichen: Mit dieser Zauberformel bleiben Sie auf lange Sicht fit und bewahren sich Ihre Gesundheit!

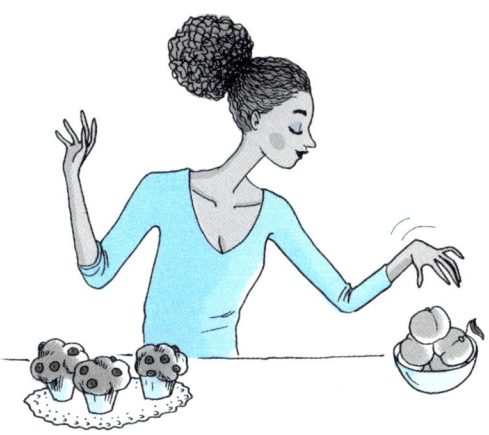

Mein Abschied vom Zucker:

Bevor Sie dieses Heft schließen, **verabschieden Sie sich »offiziell« (und mit einem Augenzwinkern) von raffiniertem Zucker.** Vervollständigen Sie dazu den folgenden kurzen Brief:

Zucker,
du gehörst seit … Jahren zu meinem Leben. Ich habe dich sofort geliebt, so sehr geliebt, dass ich bald schon nicht mehr ohne dich auskam.
Ich muss sagen, dass du immer für mich da warst. In guten und in schlechten Tagen: Auf Geburtstagsfeiern, bei Abendessen mit Freunden und besonders dann, wenn ich völlig im Stress oder deprimiert war …
Aber heute ist es entschieden: Wir müssen auseinandergehen!
Ohne dich fühle ich mich gelassener, atmet meine Haut auf, habe ich mehr Energie und jetzt wieder eine gute Figur … Deswegen ist es aus mit uns! Versteh mich: Unsere Beziehung ist jetzt Gift für mich.
Ich weiß, es wird sehr schwer. Du wirst mir fehlen, ich werde in Versuchung geraten, zu dir zurückzukehren, werde aber stärker sein. Ich halte deinen Verlockungen stand. Ich habe die kritische Marke von drei Wochen ohne dich überschritten. Du hast mir schöne Augen gemacht und mir manchmal gefehlt, aber ich habe durchgehalten und bin verdammt stolz auf mich!
Ich möchte nur eines hinzufügen: Vergiss mich!

Deine ~~ergebene, treue,~~ entliebte

Unterschrift: ....

Hat Ihnen dieses Heft gefallen? Haben Sie Ihre Ziele erreicht? Lassen Sie es mich wissen. Schicken Sie mir eine E-Mail mit Ihren Kommentaren:
Marie-Laure André:
mlandreauteur@gmail.com

Anhang

ADRESSEN

Produkte mit niedrigem Glyx, insbesondere Buchweizen, Einkorn, Vollkornbasmatireis, aber auch Kokosblütenzucker oder Agavensirup, finden Sie in jedem Bioladen.

Sollten Sie keinen Bioladen in Ihrer Nähe haben, können Sie sich diese Produkte auch bequem über das Internet bestellen und direkt nach Hause liefern lassen.

Besuchen Sie unbedingt auch die offizielle Homepage der auf einem niedrigen Glyx basierenden Montignac-Methode (www. montignac.com/de). Sie finden dort den glykämischen Index sämtlicher Lebensmittel sowie eine breite Palette an Produkten mit niedrigem Glyx zum Bestellen.

Und zum Schluss noch die Adresse meines persönlichen Blogs: www.passionnutrition. com. Dort finden Sie praktische Tipps, leckere Rezepte und zahlreiche Artikel über die Kunst der gesunden Ernährung.

Über die Autorin

Marie-Laure André ist seit über 15 Jahren Ernährungsberaterin im Klinikbereich. Sie ist vor allem auf die Beratung und Betreuung von Übergewichtigen und Esssüchtigen spezialisiert und hat bereits zahlreiche Ernährungsratgeber und Kochbücher veröffentlicht.
www.passionnutrition.com

DANK

Ich danke aufrichtig Juliette Collonge für ihre wertvolle Unterstützung und sachkundigen Ratschläge, als ich dieses neue Heft zusammengestellt habe. Mein Dank geht auch an Mademoiselle Ève für ihre spritzigen Illustrationen.

Und schließlich danke ich dem ganzen Team von Éditions Solar.

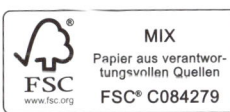

MIX
Papier aus verantwortungsvollen Quellen
FSC® C084279

FSC
www.fsc.org

Die Originalausgabe ist erstmals 2016 bei Éditions Solar, Paris, erschienen.
Titel der französischen Originalausgabe: Mon cahier Stop au sucre
© 2016 Éditions Solar, Paris
© der deutschen Ausgabe: 2017 L·E·O Verlag in der Scorpio Verlag GmbH & Co. KG, München
Umschlaggestaltung: Veronika Preisler, München,
unter Verwendung des Originalmotivs von Isabelle Maroger
Innengestaltung und Satz: Nadine Clemens, München
Druck und Bindung: Print Consult, München
ISBN 978-3-95 736-090-8

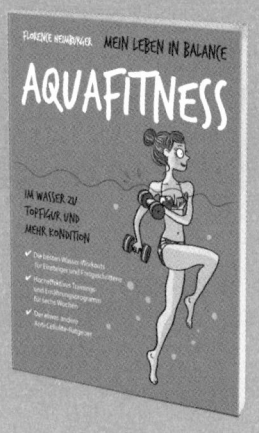
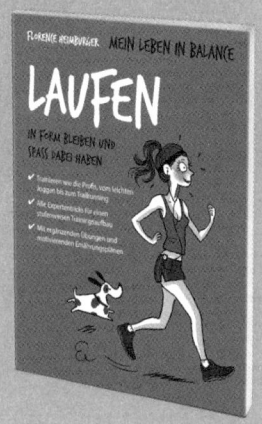
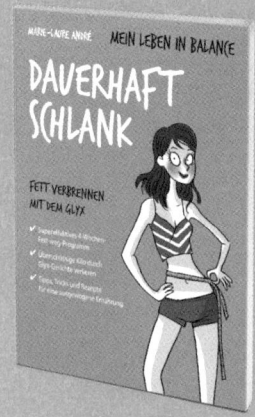
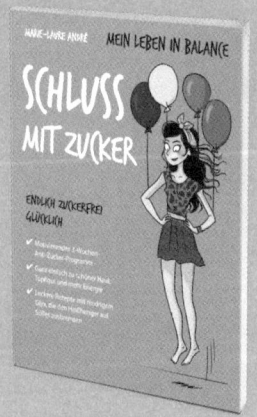
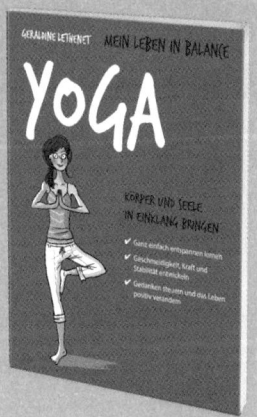
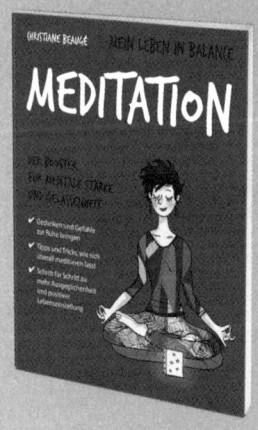